DE L'HOMME

ET

DE LA FEMME,

Confidérés phyfiquement

DANS L'ÉTAT DU MARIAGE.

Par M. DE LIGNAC.

NOUVELLE ÉDITION

Revue & augmentée par l'Auteur,
avec de nouvelles Figures.

TROISIÉME PARTIE.

A LILLE,

Chez J. B. HENRY, Imprimeur - Libraire.

M. DCC. LXXIV.

Avec Approbation & Privilége du Roi.

DE L'HOMME
ET
DE LA FEMME.

CHAPITRE VII.
De la Virginité.

S'IL est impossible de connoître dans la mer le chemin d'un Vaisseau ; dans l'air celui d'un Aigle ; sur un rocher celui d'un Serpent ; il sera aussi impossible de découvrir le chemin que fait un Homme quand il presse amoureusement une Fille.

LE sage qui a prononcé cet oracle, & auquel on pouvoit s'en rapporter, Salo-

mon, connoiſſoit la difficulté, l'impoſ-
ſibilité même qu'il y avoit d'être certain
de l'*intégrité* d'une femme; & c'eſt néanmoins à cet état que la plupart des hommes s'attachent pour nourrir leur amour-
propre. Les hommes, dit M. de Buffon,
jaloux des primautés en tout genre, ont
toujours fait grand cas de tout ce qu'ils
ont cru pouvoir poſſéder excluſivement
& les premiers; c'eſt une eſpèce de folie
qui a fait un être réel de la virginité des
filles. La virginité, qui eſt un être
moral, une vertu qui ne conſiſte que
dans la pureté du cœur, eſt devenue un
objet phyſique dont tout les hommes ſe
ſont occupés; ils ont établi ſur cela des
opinions, des uſages, des cérémonies,
des ſuperſtitions, & même des jugemens
& des peines; les abus les plus illicites,
les coutumes les plus déshonnêtes ont
été autoriſés; on a ſoumis à l'examen
des matrônes ignorantes, & expoſé aux
yeux

yeux des Médecins prévenus, les parties les plus secrettes de la Nature, sans songer qu'une pareille indécence est un attentat contre la virginité, & que c'est la violer, que de chercher à la connoître ; que toute situation honteuse, tout état indécent dont une fille est obligée de rougir intérieurement, est une vraie défloration.

J'AI fait voir dans le Chapitre II. de ce volume, combien quelques Nations attachèrent d'importance à la virginité, tandis que d'autres ne paroissoient en faire aucun cas. Les premiers prennent des précautions extraordinaires, & emploient des moyens honteux pour s'en assurer : on sait que les Ethiopiens, & plusieurs autres peuples de l'Afrique, les habitans du Pégu & de l'Arabie pétrée, ont la barbarie, dès que leurs filles sont nées, de rapprocher par une sorte de couture, les parties que la

II. Partie. Q

Nature a féparées, en ne laiffant libre que l'efpace qui eft néceffaire pour les écoulemens naturels : ces chairs adhèrent peu à peu à mefure que l'enfant prend fon accroiffement, de forte que l'on eft obligé de les féparer par une incifion, lorfque le temps du mariage eft arrivé. Il y a certains peuples qui paffent feulement un anneau ; les femmes font foumifes comme les filles à cet ufage outrageant pour la vertu; la feule différence eft que celui des filles ne peut s'ôter, & que celui des femmes a une efpèce de ferrure dont le mari feul a la clef..... Mais pourquoi, s'écrie M. de Buffon, pourquoi citer des Nations barbares, lorfque nous avons de pareils exemples auprès de nous? La délicateffe dont quelques-uns de nos voifins fe piquent fur la chafteté de leurs femmes, eft-elle autre chofe qu'une jaloufie brutale & criminelle ?

JE ne répéterai pas ce que j'ai dit ailleurs à l'égard des peuples qui méprisent la virginité, & qui regardent comme un ouvrage servile la peine qu'il faut prendre pour l'ôter. C'est affliger l'amour que de retracer l'image des superstitions horribles qui portent les habitans de *Goa*, à sacrifier les prémices de leurs vierges à une idole de fer : c'est affliger la décence, que de trop détailler certaines coutumes qui autorisent un étranger, un Prêtre, à ouvrir la carrière des plaisirs à l'époux, qu'une jeune fille s'est choisi. Tous les peuples qui ont trop exalté la virginité, ou qui l'ont trop méprisé, ont donné dans des absurdités révoltantes & quelquefois horribles. La fameuse statue, nommée chez les Romains *Buccaveritatis*, décidoit de la sagesse ou de l'infamie des filles : elles mettoient le doigt dans la bouche, & si une fille avoit perdu

son innocence, on affure qu'elle avoit
le doigt emporté par la ftatue. Les Vef-
tales, qui manquoient au vœu de virginité, étoient enterrées vivantes. Une
fille condamnée à mort, chez ces mêmes Romains, étoit déflorée par le
bourreau avant que d'être étranglée,
pour ne pas faire déshonneur à la virginité. (*a*) O barbarie affreufe ! Ecar-
tons l'idée de ces fpectacles inhumains,
qui révoltent la Nature.

La virginité eft confidérée différem-
ment par les Théologiens & les Médecins : les premiers difent qu'elle eft
une vertu de l'ame, qui n'a rien de
commun avec le corps, & que dans
tel état que fe trouve une fille, elle ne
perd pas pour cela fa virginité, à
moins qu'elle ne confente à l'acte qui

____

(*a*) *Tableau de l'Amour Conjugal*, prem. part.
chap. IV, art. I.

la lui enlève. Les Médecins la confidérant du côté phyſique, regardent la virginité comme un être matériel, & penſent qu'elle eſt un aſſemblage, un lien des parties naturelles d'une fille qui n'a eu l'approche d'aucun homme. Expoſons les ſignes que l'on croit certains de l'intégrité *matérielle* ; à l'égard de la première, on a vu qu'il n'y avoit aucun ſigne qui put annoncer ſa préſence, puiſque les penſées, les regards, les paroles, ſuffiſent pour la faire diſparoître.

PLUSIEURS célèbres Anatomiſtes(*a*) prétendent que le ſigne le plus certain de la virginité, eſt la préſence de la membrane que l'on a nommée *hymen*, lorſqu'elle paroît fermer ſe

____

(*a*) Fallope, Veſale, Riolan, Bartholin, Heiſter, Ruiſch, Bauhin, Caſſerius, Spigelius, &c.

conduit de la pudeur. C'eſt, dit-on, un cercle, & ſelon quelques Médecins, un demi cercle membraneux, qui s'obſerve dans la partie inférieure de l'orifice du vagin des filles vierges : on dit encore que cette membrane eſt charnue, qu'elle eſt fort mince dans les enfans, plus épaiſſe dans les filles nubiles, & qu'on ne la trouve plus dans celles qui ont ſouffert l'approche d'un homme.

L'*HYMEN*, ſelon M. Winſlow, eſt un replis membraneux plus ou moins circulaire, plus ou moins large, plus ou moins égal, quelquefois ſémilunaire, qui laiſſe une ouverture très-petite dans les unes, & plus grande dans les autres. (*a*)

M. de Saint-Hilaire, dans ſon *Anatomie du corps humain*, en admettant

---

[*a*] Voyez l'*Anatomie de* M. Winſlow.

l'exiſtence de cette membrane, dit affirmativement, qu'elle ſert de marque
& de preuve de la virginité. (*a*) Heiſter a fait voir dans une démonſtration
publique l'*hymen* d'une fille de 13 à
14 ans : cette membrane varie, dit
cet Anatomiſte ; j'ai toujours trouvé
l'*hymen* dans les enfans ; mais à meſure
qu'ils grandiſſent, il ſe détruit peu
à peu. [*b*]

CE qu'ont avancé ces Anatomiſtes
paroîtroit démontrer l'exiſtence incon-
teſtable de cette membrane, ſi d'autres Anatomiſtes n'avoient obſervé le
contraire. (*c*)

ILS ſoutiennent que la membrane

(*a*) Liv. III. chap. XXI. Edit. de 1684.

[*b*] Voyez l'*Anatomie* d'Heiſter.

(*c*) Ambroiſe Paré, Dulaurent, Graaf, Dionis,
Mauriceau, Columbus, Cappivaccius, Augenius,
Hygmor, &c.

de l'hymen n'eſt qu'une chimère, & que cette partie n'eſt point naturelle aux filles.

» QUELQUE diligence que j'aie » faite pour chercher cette membrane, » je ne l'ai point encore vue, quoi- » que j'aie ouvert des filles de tout » âge, aſſure Dionis : on peut, con- » tinue-t-il, avoir trouvé le col de » la matrice fermé d'une membrane à » quelques-unes, mais ce ſont des faits » particuliers & extraordinaires, d'où » il ne faut pas conclure que cela doive » être ainſi à toutes les filles. » (a)

» POUR moi, dit André Dulau- » rent, j'eſtime que cette membrane » tranſverſale, ſi elle ſe trouve, eſt » toujours outre l'inſtitution & deſſein » de Nature ; car j'ai vu pluſieurs pu- » celles & enfans abortifs qui n'avoient

---

(a) *Anatomie*, IV.e Démonſtration.

» point cette membrane. » [*a*]

» On ne trouve point, dit Paré,
» cette tunique, que quelques-uns
» veulent qu'on appelle hymen, ou
» *pannicule virginal*, lequel au premier
» cöit, les femmes difent qu'il fe
» rompt & déchire... Nous conclurons,
ajoute notre Auteur, après avoir ré-
futé Collombus, Fallope, &c. que « la
» fille pucelle & en âge fuffifant, étant
» mariée avec un homme qui aura fes
» parties honteufes proportionnées en
» quantité aux fiennes, n'aura pas de
» membrane à rompre, n'aura pas tel
» flux de fang, &c. » [*b*] Paré ne
nie pas l'exiftence d'une membrane
à l'entrée du vagin dans quelques fujets, mais il la regarde comme con-

---

(*a*) *Les Œuvres de* Dulaurent, Liv. III. Chap.
XII.

[*b*] Liv. III. Chap. XXXIV.

tre nature, & rapporte même une obfervation qui démontre quelles incommodités peuvent réfulter de la préfence
de cette membrane. [a]

BARTHOLIN voulant réfuter ceux
qui nient la préfence de l'hymen, &
entr'autres Paré, les accufe de négli-
gence dans la diffection, & d'incapa-
cité : [b] mais cette imputation eft in-
jufte. Paré, affure avoir cherché de
bonne foi, l'hymen fur nombre de ca-
davres de filles âgées de trois, quatre,
cinq & jufqu'à douze ans, & toujours
inutilement.... « fors une fois, dit-il,

---

[a] Voyez Liv. XXIV. Chap. L. D'après cette Obfervation l'Auteur ajoute.... *Je confeillerai toujours aux pères & mères qui auront la cognoiffance que leurs filles ayent ladite* hymen, *qu'ils la faffent couper.... pource que quelques-unes..... font mortes par faute que le fang menftruel n'avoit iffue.*

[b] *Anat. Bartholin.* Lib. I. de infimo ventre.

» à une fille âgée de dix-sept ans, qui
» étoit accordée en mariage : & sa
» mère sachant que sa fille avoit quel-
» que chose qui pouvoit l'empêcher
» d'être appellée mère, me pria de la
» voir....» elle avoit effectivement une
membrane de l'épaisseur d'un parche-
min dont Paré fit la section. [a]

CETTE contrariété d'opinions sur un
fait qui dépend d'une simple inspection,
favorise le sentiment de M. de Buffon,
qui dit que les hommes ont voulu trouver dans la Nature ce qui n'étoit que
dans leur imagination. D'ailleurs en admettant le témoignage de ceux qui assurent l'existence de l'hymen, il en résultera que cette membrane, existante
ou anéantie, sera même un signe très-
équivoque, très-incertain, de virginité

(a) Liv. XXIV. Chap. XLIX.

ou de défloration. M. Winslow que j'ai cité plus haut, en disant que l'hymen se trouve *ordinairement* rompu après le mariage consommé, convient aussi que cette membrane peut encore souffrir quelque dérangement par des règles abondantes, par des accidens particuliers, par *imprudence* ou par *légéreté*. Il y a donc des cas, où une fille vierge, dans le sens même que l'entendent les Théologiens, seroit déshonorée, si l'on cherchoit les preuves de son intégrité dans l'état de la membrane dont il est question. Ce que dit Heister, est encore plus concluant, puisqu'il avoue, qu'à mesure que les filles grandissent, l'hymen se détruit peu à peu.

M. James remarque aussi, que l'hymen, sur lequel les Juifs fondent les preuves de la virginité, est souvent effacé dans les filles d'un mois, & très-ſouvent dans celles qui ſont d'un âge plus avancé. J'ai cru devoir avertir le lecteur de cette circonſtance, dit le Médecin Anglais, parce que j'ai vu pluſieurs maris qui ont fait divorce avec leurs femmes, pour n'avoir point trouvé en elles cette foible preuve de leur ſageſſe, qui peut être à la vérité de quelque poids en Judée & dans les climats chauds; mais qui ne doit point faire naître le moindre ſoupçon d'inconti-nence, dans les filles de nos con-trées. (*a*)

Dionis, obligé de parler des vérita-bles ſignes du *Pucelage*, s'exprime ainſi : je ne prétends pas nier qu'il n'y ait quelque marque de la virginité; que la première copulation ne donne ſouvent de la peine à l'un & à l'autre ſexe ; qu'il ne s'y puiſſe répandre quelques

____

(*a*) *Dictionnaire de Médecine*, &c. art. HYMEN.

gouttes de fang , & que les filles vierges n'y reffentent un peu de douleur dans la première copulation : mais je ne crois pas que cela arrive comme on le prétend , par la rupture & le déchirement d'une membrane imaginaire ; y ayant bien plus lieu de croire que c'eft par l'effort que la verge fait pour entrer , en forçant les caroncules mirtiformes , & en rompant & divifant les petites membranes qui les tiennent jointes enfemble ; ce qui rend cette ouverture fort étroite : voilà en quoi confifte la véritable marque du pucelage. Il n'arrive pourtant pas toujours, continue notre Anatomifte , que toutes les filles donnent ces foibles témoignages de leur vertu, y en ayant chez qui la Nature a épargné cette petite douleur, en difpofant ces caroncules de manière que la verge peut entrer fans faire effort, quoiqu'elles aient toujours été fort fages ; & ainfi, on ne doit pas être fi prompt à décider fur l'honneur des filles, puifque d'ailleurs, ni l'étréciffement du vagin, ni le linge taché de fang ne font pas des marques affurées de la défloration. [a]

Si l'on veut enfin avoir une connoiffance complette des contrariétés qui règnent parmi les Auteurs fur la membrane dont nous parlons, il faut confulter Bartholin, [b] Graaf, [c] Paré, [d] &c. On verra dans Bartholin les contrariétés de ceux qui admettent fon fentiment, & quelles ar-

---

[a] *Anatomie de* Dionis, IV.e Démonftration.

{b]*Anat. Barthol.* Lib. I. Cap. XXXI. de Hymene.

(c) *De Partibus genitalibus mulierum.* Cap. V.

(d) Liv. XXIV. Chap. XLIX. & L. Liv. XXVIII. Chap. II. On peut auffi confulter fur les notions de la virginité, Henri Kornmann, *Virginitatis jure tractatus novus & jucundus, &c.*

mes il emploie pour combattre ses adversaires.

GRAAF paroît admettre une membrane dans les jeunes filles, mais il prétend qu'elle s'évanouit à mesure qu'elles avancent en âge. On ne reprochera pas à cet Anatomiste d'avoir mal observé ; il apportoit toute l'application dont il étoit capable dans ses dissections, & on peut en juger par l'exactitude avec laquelle il les décrit. Les figures 1 & 2 de la Pl. III. que nous avons tirées des Œuvres de cet Auteur, en font une preuve. La première offre les parties naturelles d'un enfant nouvellement né : on peut y voir par le dessein que Graaf en donne ce qu'il faut penser de l'hymen à cet âge, & c'est celui où cette membrane est selon lui plus apparente. L'orifice du vagin y est marqué, [1, fig. I.] avec les rugosités de la membrane, [2, 2, 2, *idem*,] auſſi-bien que le clitoris environné des nymphes. [5, *idem*.]

LA figure II. offre les mêmes parties dans une fille de ſix ans ; on doit y remarquer, que déjà l'hymen commence à perdre ſa forme. Enfin dans une autre figure que donne Graaf, de ces mêmes parties dans une fille de vingt-quatre ans, la membrane n'eſt apparente en aucune façon.

AU RESTE, ce ſeroit une ſingulière preuve de la virginité, que celle qui exiſtant dans un ſujet auroit permis néanmoins à la génération d'avoir lieu.

J'EN ai rapporté des exemples. [a] N'a-t-on pas vu une femme qui, après un accouchement laborieux, ſe trouva inhabile au phyſique de l'amour, par le moyen d'une membrane, de l'hy-

---

[a] Voyez le Chap. V. de ce volume.

men fi l'on veut, qui s'oppofoit à l'in-
tromiffion de la partie diftinctive de
l'homme ? N'a-t-on pas vu enfuite
cette femme devenir enceinte malgré
l'hymen , & fouffrir une opération
douloureufe pour faciliter un paffage
à l'enfant ? [a] Severinus Pinœus,
qui a donné un *Traité des fignes de
la Pudicité* , (*de notis virginitatis*,)
& qui admet l'exiftence de l'hymen ,
affure une chofe particulière, & qui
démontre combien il faut peu compter
fur la certitude de ces fignes. Cet Auteur dit, que la membrane dont il
eft queftion, s'humecte, s'amollit, fe
dilate & s'élargit fi facilement, lorfqu'une fille eft dans le flux périodique,
*qu'elle peut admettre un homme auffi
facilement qu'une femme qui auroit pro-*

(a) Voyez les *Nouvelles de la République des Lettres* ; Novembre 1686. Le *Journal Encyclopédique*,
Décembre 1764.

duit enfant fur terre, quoiqu'elle foit *pucelle* intémérée *en fa pudicité.* Cet Auteur ajoute, que le flux ayant ceffé, la force contractive des parties les remet en tel état, que celui qui aura eu fa compagnie ne pourra récidiver, fans la rupture, l'infraction de l'hymen, fans une effufion de fang, en un mot, fans faire une défloration complette.

PINŒUS rapporte deux obfervations pour prouver fon fentiment, & je ne crois pas que perfonne les adopte comme très-conftatées; je n'expofe ce fentiment, que pour faire connoître les contrariétés fingulières dans lefquelles tombent ceux qui admettent une membrane imaginaire, que cependant l'on a nommé *hymen, hyménée, ceinture, zône, cloître de la virginité,* & *dame du milieu.* (*a*)

____

[*a*] Les deux obfervations de Pinœus font affez

UN figne que les hommes regardent encore comme le garant de la vertu d'une fille, eft le fang répandu dans les premières approches; ceux qui ont quelques connoiffances anatomiques des parties de la génération, favent que rien n'eft plus équivoque que ce figne, qui d'ailleurs peut être fupplée par l'artifice d'une femme entendue.

SANS entrer dans un certain détail au fujet des Nations, chez qui la chemife enfanglantée eft une preuve irréprochable de l'intégrité des nou-

---

plaifantes; elles concernent deux hommes *judicieux*, qui ayant époufé deux filles de *pudicité notables*, dans la circonftance où *l'hymen* permet à une fille le plaifir fans défloration, furent fur le point de quitter leurs femmes; mais les chofes ayant changées, ils eurent *grand travail* à rentrer dans une carrière où ils avoient trouvé une fi grande facilité, & reconnurent l'injuftice de leurs foupçons. Duval raconte ces *Hiftoires* dans fon *Traité des Hermaphrodites*, Chap. XII. *De l'hymen & autres parties adjacentes.*

velles mariées, nous obferverons que cette coutume bizarre, eft dans certains pays plus ou moins rigoureufe, peut-être en raifon de ce que les peuples y font plus ou moins éclairés. Elle eft reçue dans les différentes provinces que M. l'Abbé Chappes a parcourues dans fon grand Voyage en Sibérie, mais avec différentes modifications qui appuient mon fentiment. En Sibérie & fur la route de St. Petersbourg à Tobolsk, cette preuve de la virginité eft exigée avec rigueur. Les hommes prétendent s'affurer de cet état par des experts qui y apportent l'examen le plus févère, & qui feroit indécent par-tout ailleurs. Voici une expofition fuccinte de ce qui fe paffe à cet égard.

LES jeunes mariés reftent feuls avec une matrone dans la chambre nuptiale: fi la jeune fille eft décidée vierge , la matrone qui préside à la cérémonie reçoit un préfent ; au lieu qu'on la force de boire dans un verre percé au milieu de l'affemblée, lorfqu'elle n'eft point vierge ; ce qui eft une efpèce d'affront.

Après la confommation du mariage , on fait rentrer les femmes qui déshabillent la jeune mariée toute nue ; pour juger de fa virginité. Parmi les différentes preuves, elles regardent comme la plus plus certaine , celle où le linge a été enfanglanté ; dans ce cas, on place la chemife dans une caffette : on ramène enfuite les deux époux à l'affemblée. La caffette qui contient le dépôt de la virginité de la jeune femme paffe la première ; & fi-tôt que cette caffette paroît, la mufique annonce le triomphe des époux. On montre pendant ce concert à tous les convives, les marques de la virginité de la mariée & pendant pluſieurs jours on tranſporte la caſſette chez tous les voiſins. (*a*)

L A noce eſt troublée par un vacarme étonnant, lorſque la preuve que l'on exige ne ſe rencontre pas. L'Abbé Chappe, qui fut témoin d'une ſcène de ce genre, en décrit les événemens avec autant d'intérêt que de grace. (*b*) Cet Académicien ajoute qu'à Moſcou, & à St. Petesbourg on n'eſt plus auſſi rigide ſur la virginité. Parmi les grands on ſe contente communément d'enlever la chemiſe de la mariée pendant qu'elle eſt couchée avec ſon mari, & cette chemiſe offre toujours des preuves authentiques de ſa virginité. [*c*].

––––––––––––––––

(*a*) *Voyage en Sibérie*, &c. tome I, I.re partie, page 164.

[*b*] *Idem*, page 166 & ſuivantes.

[*c*] *Idem*, page 169.

EXAMINONS fur quoi eft fondée l'affertion, qu'une fille vierge répand toujours du fang lorfque fon mari l'approche.

CE fang que l'on fouhaite avec tant d'ardeur dans la première jouiffance, vient ou de la rupture de l'*hymen*, ou de l'entrée du vagin trop refferrée & difproportionnée au corps qui s'efforce d'y pénétrer. A l'égard de l'*hymen* nous n'en parlerons plus ; il faut feulement démontrer qu'une fille peut avoir confervé fa pudeur dans toute la force du terme, & être affez malheureufe pour n'en pouvoir donner, par l'effufion du fang, les preuves qu'exige un homme conduit par le préjugé ; & qu'au contraire, une fille qui aura eu les careffes d'un homme, peut encore par certaines circonftances réunies, fatisfaire l'amour-propre d'un mari, fur l'exiftence de la virginité.

CETTE

CETTE matière a été traitée avec toute l'exactitude que l'on connoît à M. de Buffon, dans son *Histoire Naturelle.* (a)

IL est évident selon cet Auteur, que l'effusion du sang, que l'on regarde comme une preuve réelle de la virginité, ne se rencontre pas dans toutes les circonstances, où l'entrée du vagin a pu être relâchée ou dilatée naturellement. Ainsi toutes les filles, quoique non déflorées, ne répandent pas du sang ; d'autres qui le font en effet, ne laissent pas d'en répandre ; les unes en donnent abondamment & plusieurs fois ; d'autres très-peu & une seule fois ; d'autres points du tout : cela dépend de l'âge, de la santé, de la conformation, & d'un grand nombre d'autres circonstances.

___

[a] Tome IV. *de la Puberté.*
II. Partie.   R

Il arrive dans les parties de l'un &
de l'autre sexe, un changement considérable dans le temps de la puberté ;
celles de l'homme prennent un prompt
accroiffement : celles de la femme
croiffent auffi dans le même temps ;
les nymphes fur-tout, qui étoient auparavant prefqu'infenfibles, deviennent
plus groffes, plus apparentes ; l'écoulement périodique arrive en mêmetemps ; & toutes ces parties fe trouvant dans un état d'accroiffement, &
gonflées par l'abondance du fang,
elles fe tuméfient, elles fe ferrent mutuellement, & elles s'attachent les unes
aux autres, & dans tous les points où
elles fe touchent. L'orifice du vagin
fe trouve ainfi plus refferré qu'il ne
l'étoit, quoique le vagin ait pris auffi
de l'accroiffement dans le même temps;
la forme de ce retréciffement doit,
comme l'on voit, être fort différente

dans les différens sujets, & dans les différens degrés de l'accroissement de ces parties.

M. de Buffon fait à ce sujet une remarque qui avoit échappée jusqu'à présent aux Anatomistes ; c'est que quelque forme que prenne ce retrécissement, il n'arrive que dans le temps de la puberté. Les petites filles que j'ai eu occasion de voir disséquer, dit-il, n'avoient rien de semblable ; & ayant recueilli les faits sur ce sujet, je puis avancer que quand, avant la puberté, elles ont commerce avec les hommes, il n'y a aucune effusion de sang, pourvu, ajoute cet Auteur, qu'il n'y ait pas une disproportion trop grande, ou des efforts trop brusques.

AU contraire, lorsque les filles sont en pleine puberté, & dans le temps de l'accroissement de ces parties, il y a très-souvent effusion de sang pour peu qu'on y

touche, sur-tout si elles ont de l'embon-
point, & si les règles vont bien ; car
celles qui sont maigres, ou qui ont des
fleurs blanches, n'ont pas cette apparence de virginité ; & ce qui prouve
évidemment que ce n'est qu'une apparence trompeuse, c'est qu'elle se répète même plusieurs fois, & après des
intervalles de temps assez considérables;
une interruption de quelque temps fait
renaître cette prétendue virginité, & il
est certain qu'une jeune personne qui
dans les premières approches aura répandu beaucoup de sang, en répandra
encore après une absence, quand même le premier commerce auroit duré
plusieurs mois, & qu'il auroit été aussi
intime & aussi fréquent qu'on le peut
supposer.

TANT que le corps prend de l'accroissement, l'effusion du sang peut se
répéter, pourvu qu'il y ait une inter-

ruption de commerce aff̃ longue pour donner le temps aux parties de se réunir, & de reprendre leur premier état. Il eſt arrivé plus d'une fois, ajoute M. de Buffon, que des filles qui avoient eu plus d'une foibleſſe, n'ont pas laiſſé de donner enſuite à leur mari, cette preuve de leur virginité, ſans autre artifice que celui d'avoir renoncé pendant quelque temps à leur commerce illégitime. Quoique nos mœurs aient rendu les femmes trop peu ſincères ſur cet article, il s'en eſt trouvé plus d'une qui ont avoué les faits que je viens de rapporter; il y en a dont la prétenduȩ virginité s'eſt renouvellée juſqu'à quatre & même cinq fois, dans l'eſpace de deux ou trois ans.

CES filles, dont la virginité ſe renouvelle, ne font pas en auſſi grand nombre que celles à qui la Nature a refuſé cette eſpèce de faveur. Pour peu qu'il

y ait de dérangement dans la santé,
que l'écoulement périodique se montre
mal & difficilement, que les parties
soient trop humides, il ne se fait aucun retréciſſement, aucun froncement;
ces parties prennent de l'accroiſſement;
mais étant continuellement humectées,
elles n'acquièrent pas aſſez de fermeté
pour se réunir; il ne se forme ni caroncules, ni anneau, ni plis; l'on ne
trouve que peu d'obſtacles aux premières approches, & elles se font ſans
aucune effuſion de ſang. (a)

NE peut-on pas dire auſſi que cette
preuve infidelle de la virginité dépend
très-ſouvent de la diſproportion des organes ? De la manière dont on les emploie ? Un homme a quelquefois tort
de ſoupçonner l'intégrité de la femme

---

qu'il approche pour la première fois ; qu'il se rende justice, peut-être trouvera-t-il en lui la raison de l'absence des signes qu'il exige. On a vu au contraire des hommes qui étoient favorisés au point de trouver la virginité partout, si l'effusion du sang l'annonçoit toujours. Il y a encore des circonstances qui peuvent en imposer sur l'état d'une fille; quelques incommodités exigent l'intromission d'un *pessaire*, qui quelquefois est de métail, & alors on ne doit trouver aucun signe de virginité, quoique la fille n'ait rien à se reprocher. D'ailleurs, doit-on confondre la défloration, avec des accidens particuliers, fruits d'une imagination enflammée, & d'un tempérament érotique qui égare une jeune fille qui interroge le plaisir.

» RIEN n'est donc plus chiméri-
» que, dit M. de Buffon, que les

» préjugés des hommes à cet égard,
» & rien de plus incertain que ces
» prétendus signes de virginité du
» corps. Une jeune personne aura
» commerce avec un homme avant
» l'âge de puberté, & pour la pre-
» mière fois, & cependant elle ne
» donnera aucune marque de cette
» virginité : ensuite la même person-
» ne, après quelque temps d'inter-
» ruption, losqu'elle sera arrivée à
» la puberté, ne manquera guères,
» si elle se porte bien, d'avoir tous
» ces signes, & de répandre du sang
» dans de nouvelles approches ; elle
» ne deviendra pucelle qu'après avoir
» perdu sa virginité ; elle pourra mê-
» me le devenir plusieurs fois de sui-
» te, & aux mêmes conditions. Une
» autre au contraire qui sera vierge en
» effet, ne sera pas pucelle, ou du
» n'en aura pas la moindre apparence.

» Les hommes devroient donc bien fe
» tranquillifer fur tout cela , au lieu
» de fe livrer comme ils le font fou-
» vent, à des foupçons injuftes ou à
» de fauffes joies , felon qu'ils s'ima-
» ginent avoir rencontré. (a)

Il réfulte un inconvénient beaucoup
plus grand , de la certitude que l'on
croit avoir de la virginité ou de la
défloration ; c'eft lorfque les Tribu-
naux exigent la vifite d'une fille , &
qu'elle eft faite ou par des matrônes
ignorantes ou par des chirurgiens auffi
peu favans. J'ai vu de ces derniers regarder comme un figne irrécufable de
la virginité perdue, la couleur du ma-
melon : d'autres ont confiance aux infu-
fions de quelques plantes , dont ils font
boire abondamment à celles dont ils

---

[a] *Idem , ibidem.*

R v

doivent conftater l'état ; celui-ci prend
la mefure du col ; celui-là examine
les cartilages du nés , un autre croit
découvrir la vérité par le fon de la
voix , la couleur de la peau , l'état
des yeux. Réfléchi-t-on , lorfque l'on
porte des jugemens auffi hazardés ,
qu'il s'agit quelquefois de la vie , ou
du moins de l'honneur d'une perfonne !

ON trouve dans Venette, (a) un
rapport de matrônes concernant la défloration , & rien ne prouve davantage l'ignorance dans laquelle on laif-
foit alors des femmes, dont les bévues
doivent être de la dernière importance. J'ai fous les yeux un tableau dans
lequel on a décrit les parties qui annoncent la virginité ou la défloration ,
felon qu'elles fe trouvent dans tel ou

(a) Voyez la première Partie , Chap. IV, art. III,

tel état : on peut voir dans Venette
le rapport dont j'ai parlé , & qui concerne feulement les parties de la génération; j'expoferai ici les inductions que
l'on tiroit autrefois des parties qui n'ont
pas une liaifon bien fenfible avec celles
où s'eft fait le délit. On verra par cet
expofé, combien la faine philofophie a
corrigé les abus qu'il y avoit autrefois
dans les jugemens contre la virginité. (a)

---

[a] Venette n'a aucune confiance au rapport des
trois Matrônes qu'il cite dans fon Ouvrage, &
il a certainement raifon. Il feroit facile de détruire les preuves que ces femmes donnent du viol
fait à la perfonne qu'elles avoient vifitée. Elles ont
trouvé les parties dans un état qui n'eft pas ordinaire aux filles vierges ; mais cela n'eft pas affez
pour affurer, après avoir tout *vifité au doigt & à
l'œil, feuillet par feuillet*, qu'elles y ont trouvé
trace de......... Dans le tableau des fignes dont j'ai
parlé, l'Auteur met au rang de ceux qui annoncent
la défloration, *l'os pubis entr'ouvert* ; toutes les
femmes que l'on vifiteroit fe trouveroient pucelles

Tableau des Signes qui indiquent le Pucelage & la Défloration.

Indices de Puce-lage.	Noms des parties d'où sont tirés les indices.	Indices de Déflo-ration.
Beaux & droits....	*Les yeux*........	Triftes & baiffés.
Beau & blanc......	*Le blanc*.........	Terni.
Blanc & poli........	*Le vifage*........	Marqueté.
Charnu.	*Le nez*...........	Maigre & atténué.
Claire & plaifante.	*La voix*..........	Fort âpre.
Bon..................	*L'appétit*.........	Mauvais.
Grêle & menu.....	*Le col*...........	Plus gros.
Médiocre............	*Le tetin*..........	Plus gros.
Blanc................	*Le mamelon*....	Rouge tanné.
Claire...............	*L'urine*..........	Trouble.
Étroit...............	*Elle coule*.......	Large.
Poli.................	*Le poil du pénil.*	Relevé.

fi on exigeoit un écartement des os pubis , pour conftater la perte de la virginité : on fait que cet écartement eft très-rare, & qu'on ne peut l'obfer-ver que dans quelques accouchemens qui fuivent un long & pénible travail. Je ne rapporterai pas les fignes de défloration tirés des parties mêmes qui ont fouffertes, parce qu'on les trouve dans Ve-nette & ailleurs, & auffi parce que les dénomi-nations de ces parties font très-différentes de celles

Il seroit inutile de s'arrêter à prouver l'absurdité qu'il y auroit à donner sa confiance à ces signes : ils ne doivent être d'aucun poids, après ce que l'on a vu plus haut sur l'impossibilité physique de reconnoître toujours l'intégrité ou la défloration d'une fille, même par l'inspection des parties de la génération. (a)

On a néanmoins un préjugé que quelques hommes instruits ont accrédité, sur la sympathie qui se trouve entre les organes de la génération &

---

que les Anatomistes leur donnent ; il faudroit à chaque instant expliquer ce que les Matrônes entendent par l'*os bertrand*, les *landies*, le *lippion*, les *hallerons*, &c.

(a) On peut consulter à ce sujet le Traité de la Virginité de Kornmann, dont j'ai déjà parlé. (*De Virginitate tractatus novus.*) Toutes les questions que l'on peut faire sur l'intégrité d'une fille y sont proposées, avec les décisions des Médecins & des Jurisconsultes.

ceux de la voix. Je ne nie pas la côr-
refpondance qui exifte entre ces organes ; (on en a d'ailleurs des preuves
convaincantes,) mais ce que l'on affure touchant la virginité, dont on peut
reconnoître l'état par la groffeur du
col, me paroît fort hazardé. C'é-
toit une coutume des Romains, lorfqu'ils marioient une fille, que fa nour-
rice, ou quelqu'autre femme, vint en
préfence de tous les affiftans, lui me-
furer avec un fil, la groffeur de fon col :
le lendemain matin, après être entrée
avec un certain nombre de parens
dans fa chambre de la mariée, elle
examinoit fi le fil étoit encore la mefure du col, & lorfqu'il fe trouvoit
trop court, elle s'écrioit tranfportée de
joie : *ma fille eft devenue femme.* (a)

(*a*) C'eft de cet ufage que parle Catulle dans ces
deux vers.

Non illam nutrix, orienti luce revifens
Hefterno collum poterit circumdare filo.

Charles Mufitan, Médecin Italien, affure avoir fait plus de mille fois l'expérience du fil, & qu'elle ne l'a jamais trompée. (*a*) Je crois que cette épreuve peut quelquefois réuffir lorfqu'à l'imitation des Romains, on prend les mefures du col avant le mariage, & après l'acte qui en eft la confommation ; mais on fe tromperoit fouvent, fi cette épreuve (telle que le décrit Mufitan) étoit faite fur toutes les femmes en général qui font cenfées vivre dans la privation des plaifirs. Ne voit-on pas des filles auxquelles il furvient un gonflement au col quelques jours avant l'écoulement des règles ? Celles qui ont peu de penchant vers l'amour, reçoivent fes careffes avec une tranquillité, une indolence, qui ne peut in-

____

(*a*) Voyez les *Anecdotes de Médecine,* 2.e édition, Anetd. CLXI.

fluer fur les parties du col; il eft dans ces perfonnes toujours de la même groffeur, relativement aux autres parties du corps. D'ailleurs, cette augmentation de volume, n'eft fouvent que momentanée; elle ne dure que très-peu après l'action; il y a même beaucoup d'individus des deux fexes, qui, par les tranfports qui les agitent, éprouvent ce gonflement chaque fois qu'ils répètent l'acte vénérien : c'eft même une raifon pour le modérer, fi l'on ne veut s'expofer aux éblouiffemens, aux vertiges, & quelquefois à une attaque d'apoplexie. Il n'y a donc rien d'affuré fur l'état du col, pour tirer des preuves de la virginité abfente ou préfente.

QUELQUES perfonnes prétendent avoir acquis, par l'expérience, des lumières affez grandes, pour ofer affurer la défloration ou la virginité d'une jeune fille , en confidérant feulement fon extérieur. J'avoue que les jugemens que portent fi volontiers ces perfonnes , doivent être très-fouvent mal prononcés , puifque d'après l'infpection même desparties, un Anatomifte, auroit quelquefois tort de décider. Démocrite étoit , fi l'on en croit l'hiftoire , un de ces hommes profonds , mais dont la rencontre n'étoit pas gracieufe pour plufieurs femmes : ayant un jour falué une fille, il la falua le jour fuivant comme femme , parce qu'il connoiffoit à l'air de fon vifage, qu'elle avoit confenti , depuis qu'il l'avoit vu , à perdre fa virginité.

Il y avoit à Prague un Religieux qui, par l'odorat, connoiffoit les perfonnes comme on les connoît par la vue, & qui, par ce moyen, diftinguoit fans fe tromper, une fille & une femme chafte, d'avec celles qui ne l'étoient pas. (*a*) Je croirois plutôt à la fineſſe de l'odorat de ce Religieux, qu'aux autres moyens de découvrir la vérité par des ſignes preſque toujours équivoques : mais la Nature ne donne pas à beaucoup d'individus, excepté parmi les animaux, cette fineſſe d'odorat, qui fait découvrir par les émanations continuelles des corps, les changemens, les altérations, les petites révolutions qu'ils ſubiſſent. (*b*) On trouve auſſi dans les *Eſſais ſur Paris*, un exemple aſſez ſingulier de la fineſſe de l'odorat d'un aveugle, qui par ce moyen s'apperçut qu'une de ſes filles, car il

[*a*] Voyez la *Collection Académique*, &c. tome IV. pag. 330. 339.

(*b*) Borrichius a vu chez un grand Seigneur, dix filles qui étoient dans la même maiſon avec un Singe ; il y en eut une à laquelle cet animal, attiré par je ne ſais quelle odeur, dit Borrichius, s'attacha conſtamment. On rechercha la cauſe de cette affection, & on reconnut que cette fille étoit celle des dix qui avoit le plus de tempérament. *Idem*, page 330.

en avoit deux, venoit de laisser prendre à son amant les libertés qui ne sont
permises qu'entre mari & femme.

JE ne finirai pas ce Chapitre sans
faire observer que les Romains, qui
avoient, comme on l'a vu, l'idée la
plus haute de la virginité, avoient
imaginé plusieurs Divinités qui prési-
doient à la défloration; ensorte qu'il
ne se faisoit pas de mariage où il n'y
eut des Dieux & des Déesses, qui
avoient chacun leur office particulier.
Dea Virginensis étoit celle qui com-
mençoit la cérémonie, & dénouoit
la ceinture de la nouvelle mariée; elle
étoit suivie d'un Dieu, que l'on in-
voquoit dans le moment que l'amour
marque pour entrer en lice, c'étoit
Deus Subigus. Une troisième Divini-
té, *Dea Prema*, prenoit part au bonheur des époux, lorsqu'ils réunissoient

leurs efforts pour ſe le procurer ; la dernière Déeſſe qui préſidoit à ces myſtères ſe nommoit *Dea Pertunda* ; elle facilitoit aux Amours la carrière de la volupté ; elle y jettoit quelques fleurs dans le moment critique où la douleur interrompt le plaiſir.

CHAPITRE VIII.

De la Liqueur Séminale.

PLUSIEURS Philosophes parmi les anciens, ont cru que non seulement les germes des Animaux étoient contenus dans la Semence du mâle, mais encore que le sang menstruel de la femme étoit absolument nécessaire pour la fécondation. La semence & la matière des règles étoient donc regardées autrefois commes les sources de la génération, & par conséquent de la multiplication de l'espèce ; aussi les anciens Philosophes avoient-ils plus d'avantages que les modernes pour expliquer la réproduction de l'homme. Il est, disoient-ils, contenu tout entier dans la semence du mâle ; la femelle le reçoit dans la matrice, & là, il se développe au moyen du sang menstruel. Ceux qui parloient ainsi, ne réfléchissoient pas sur la difficulté qu'il y avoit, de concilier les mauvaises qualités qu'ils supposoient au sang des règles, avec la fonction qu'ils lui accordoient de développer & de nourrir le fœtus. Les nouvelles observations ont fait reconnoître le peu de rapport qu'il y a, entre l'enfant dans la matrice & l'écoulement périodique de la mère, du moins pour la formation du fœtus ; car nous verrons par la suite, combien cet écoulement peut influer accidentellement sur la génération. A l'égard de l'embrion contenu dans la semence, les modernes se sont partagés : les uns prétendent que cette liqueur contient en effet l'homme en abrégé, & dont toutes les parties placées exactement, n'attendent qu'une circonstance favorable pour se développer ; les autres assurent que les parties de l'animal se trouvent dans le fluide séminal, sans adhérence, sans ordre, & qu'elles ne se rassemblent que dans la matrice ; ceux qui suivent le système des œufs, n'accordent au fluide séminal, qu'une faculté pénétrante, active, capable de féconder l'œuf, en donnant la vie à l'embrion qui y est contenu.

CES différens systêmes, que je n'exposerai pas ici, ne doivent leur origine qu'à l'obscurité qui règne sur l'*essence absolue* de la liqueur séminale. Ce fluide contient-il l'homme en entier ? N'y remarque-t-on que différentes parties de l'animal ? Des millions d'animalcules y vivent-ils avant que la liqueur soit injectée dans la matrice ? Ces questions, & tant d'autres agitées tous les jours, résolues par les Auteurs de différens systêmes, chacun à leur avantage particulier, jettent de plus en plus les nuages du doute sur un objet que de grands hommes ont regardé comme impénétrable.

Le père de la Médecine, Hippocrate, a considéré la semence comme venant de toutes les parties du corps, mais sur-tout de la tête. La semence de l'homme vient, dit-il, de toutes les humeurs de son corps ; elle en est la partie la plus importante. Ce qui le prouve, c'est la foibleſſe qui suit l'épuiſement. Il y a des veines & des nerfs qui de toutes les parties du corps vont se rendre aux parties génitales ; quand celles-ci se trouvent remplies & échauffées, elles éprouvent un prurit, qui se communiquant dans tout le corps, y porte une impreſſion de chaleur & de plaiſir ; les humeurs entrent dans une espèce de

fermentation

fermentation, qui en fépare ce qu'il y a de plus précieux & de plus balfamique, & cette partie ainfi féparée du refte, eft portée par la moëlle de l'épine aux organes génitaux. (*a*)

GALIEN adopte le fentiment d'Hippocrate. Cette humeur, dit-il, n'eft que la partie la plus fubtile de toutes les autres ; elle a fes veines & fes nerfs qui la portent de tout le corps aux tefticules. [*b*] Ariftote, l'appelle l'*excrément du dernier aliment*, qui a la faculté de produire des corps femblables à celui qui l'a produit. Pythagore, dit que c'eft *la fleur du fang le plus pur* ; Platon, un écoulement, une effufion *de la moëlle fpinale* ; Epicure, *une parcelle de l'ame & du corps* ; Alcmæon la regardoit *comme une por-*

***

[*a*] Hipp. *De genitura.*
[*b*] *L'Onanifme.* Art. II. Sect. VI.

II. Partie. S

tion du cerveau, [a] & un Médecin célèbre de nos jours a adopté ce syftê- me, qu'il a amplifié de manière que la femence eft felon lui, l'affemblage d'une infinité de petits cerveaux. [b]

Il eft aifé de s'appercevoir malgré quelques différences dans les fentimens que j'ai expofés fur la femence, que ce fluide a toujours été regardé comme très-précieux. On convient aujourd'hui qu'il eft féparé du fang, après que ce fang a été préparé dans les vaiffeaux très-déliés qui le préfentent aux glan- des des tefticules, ainfi que nous l'a- vons dit ailleurs. (c)

---

[a] *Ibidem.* Voyez auffi Dulaurent, Liv. VIII. Chap. II. Plutarque, *Des Opinions des Philofophes*, Liv. V, Chap. III.

[b] *Mémoires fur divers fujets de Médecine*, par M. le Camus. On verra au Chapitre X. le précis du fyftême de cet Auteur fur la Génération.

[c] Voyez le Chap. IV. de ce volume.

LES Physiciens qui ne considèrent la liqueur prolifique, que parce qu'elle présente à l'œil sans les secours du microscope, la regardent comme une humeur blanche composée de deux fluides; ensorte qu'ils distinguent la semence en deux parties, l'une prolifique, l'autre non prolifique : la seconde sert de véhicule à la première, elle est filtrée par les prostates, & les glandes de l'uréthre; tandis que la première, la seule qui à la rigueur puisse être nommée *semence*, est l'humeur contenue dans les vésicules séminales. Cette dernière, tel systême que l'on admette sur la génération, est absolument nécessaire pour la réproduction, & son véhicule ne sert qu'à la rendre plus fluide, à lubréfier le canal de l'uréthre, & à le défendre contre l'acrimonie des sels contenus dans l'urine.

CETTE humeur des prostates, est

peut-être la feule liqueur qne les femmes répandent dans l'union des fexes,
ou lorfqu'elles emploient des moyens
illicites pour appaifer un tempérament
irrité. Mais, dira-t-on, l'épanchement
de cette liqueur peut-il feul faire goû-
ter le plaifir ? Eh ! qui peut affirmer
le contraire ! J'ai déjà expofé ce que l'on
pouvoit foupçonner fur la caufe des fen-
fations voluptueufes dans les femmes,
& on peut y ajouter l'expreffion, la
fortie de l'humeur des proftates dans
certains fujets. A quelques gradations
près, le plaifir eft *un* dans tous les
hommes, au lieu que chez les femmes,
c'eft un *prothée*, qui varie peut-être
dans chaque individu. [a] Comment

____

(*a*) Je ne parle ici que des femmes qui connoif-
fent le plaifir ; on a vu ailleurs, qu'il en étoit un
grand nombre dans lequel le tempérament étoit
rebelle à l'amour, & qui avec la meilleure volonté du monde, ne reçoivent aucune fenfation,
tandis qu'elles en procurent de fi voluptueufes !

expliquer la cause du plaisir dans celles dont les organes *n'expriment* rien, quoique ces femmes avouent les extases de la volupté ? Ce n'est dans ce cas qu'une sensation excitée par la titillation du clitoris. Comment expliquer le plaisir de celles qui ne le savourent qu'en distillant à peine...... L'humeur des prostates doit être la cause de cette émotion voluptueuse ; c'est peut-être encore à elle, que les malheureux Eunuques, privés des organes qui préparent la liqueur séminale, doivent cette légère sensation de plaisir qu'ils reçoivent, du moins à ce qu'assurent plusieurs personnes. Enfin, lorsque la débauche prévenant la Nature, les jeunes gens irritent des organes dont les fonctions ne sont point encore établies, ce n'est que l'humeur des prostates qui fournit à la brutalité de leurs passions ; & lorsque les hommes fatigués par les jouis-

fances exceffives , veulent encore fa-
crifier à la volupté dans l'âge où le
plaifir fuit , s'ils en faififfent encore
quelques teintes, ils ne les doivent qu'à
cette humeur , en fuppofant qu'elle puiffe
agir & redonner le fentiment à des fibres fouvent trop affoiblies pour reffen-
tir la plus légère impreffion. [a]

LA partie de la femence vraiment
prolifique , celle qui dans l'union des
fexes eft exprimée des véficules féminales , vue au microfcope , préfente ,
comme je l'ai dit plus haut , des phé-

____

[a] Les hommes aiguillonnés dans le plaifir par
une vanité mal entendue , devroient favoir qu'il
y a des bornes pour le phyfique de l'amour , &
que lorfque le tempérament fe refufe , je ne dis
pas aux defirs , mais aux efforts multipliés , ce
n'eft plus que l'humeur des proftates qui fournit
dans la jouiffance ; & comment ces hommes qui
forcent la Nature , ne s'en apperçoivent-ils pas ,
à la tiédeur , à l'indolence même du plaifir qu'ils
pourfuivent!

nomènes qui varient selon le systême
du Philosophe qui considère cette liqueur. Nous devons présenter rapide-
ment quelques-uns de ces phénomènes;
sur-tout ceux accrédités par les noms
imposans de ceux qui les ont observés.
On verra que chaque découverte a fait
bâtir une nouvelle hypothèse, & après
en avoir exposé quelques-uns, on sera
peut-être forcé de les abandonner, en
demandant, *qu'est-ce que la semence ?*

HARTSOEKER, s'avisa d'examiner
au microscope la liqueur séminale, qui
n'est pas d'ordinaire, dit M. de Maupertuis, l'objet des yeux attentifs
& tranquilles. (*a*) Mais quel spectacle
merveilleux, lorsqu'il y découvrit des
animaux vivans ! Une goutte étoit un
Océan où nageoit une multitude innombrable de petits poissons dans mille di-

____

[*a*] *Vénus physique.* Chap. IV.

rections différentes.... On ne put guère s'empêcher de penser que ces animaux, découverts dans la liqueur du mâle étoient ceux qui devoient un jour le reproduire ; & la fécondité, en suivant cette découverte, eſt due toute entière aux hommes.

LEUWENHOEK, dans ſes merveil‑leuſes obſervations, a trouvé que ces animalcules ſont ſi petits & en ſi grand nombre, que 3000, 000, 000, n'é‑galent pas un grain de ſable ; bien plus, ce célèbre Phyſicien a vu le mâle & la femelle ! Ces animaux ont une queue, & ſont d'un figure aſſez ſembla‑ble à celle de la grenouille, lorſqu'en naiſſant, elle eſt encore ſous la forme de *têtard*. On les voit d'abord dans un grand mouvement : mais il ſe rallentit bientôt ; & la liqueur dans laquelle ils nagent ſe refroidiſſant, ou s'évaporant, ils périſſent. Dans ces petits êtres, vu par d'habiles Phyſiciens dans la liqueur ſéminale , on a cru voir l'homme ſous une enveloppe qui lui donnoit la forme d'un ver : Hartſoeker a dit , que l'homme couvert d'un voile membraneux , étoit caché dans la tête du ver , & que la queue répondoit au nombril. Hoffman a cru pendant quelque temps , que non-ſeulement la liqueur prolifique du mâle contenoit des animalcules ſous la figure de vers , mais encore que cette liqueur contenoit des globules ou des œufs tranſparens , dont chacun ſeroit comme l'auberge de deux vers. [a]

JE n'entrerai dans aucun détail ſur les obſervations de *Dalempazius* , qui réveilla ſingulièrement l'attention des

---

[a] Voyez le *Dictionnaire d'Anatomie* ; l'*Art de faire des garçons* ; le *Dictionnaire de Chirurgie* ; les *Découvertes microſcopiques* ; l'*Hiſtoire Naturelle* ; la *Collection Académique* , &c. où ſe trouvent les Obſervations des Auteurs que l'on vient de citer.

S v

Physiciens, en leur annonçant des dé-couvertes imaginaires qui intriguèrent toute la république des Lettres. (*a*) On sait que le prétendu Dalempazius, étoit M. de la Plantade, de la société des Sciences de Montpellier, qui annonça des découvertes fictives sur la liqueur séminale pour tourner en ridicule les observateurs microscopiques. On fut néanmoins dupe de la plaisanterie, & le grand Boerrhave lui-même, enché-rit sur ces découvertes dans une hypo-thèse qu'on peut nommer le tribut que paie un grand homme à la foiblesse hu-maine. M. de B on a combattu sé-rieusement les découvertes du prétendu Dalempazius ; (*b*) & c'est ce qui dé-

____

[*a*] Voyez les *Nouvelles de la République des Lettres*, année 1699.

(*b*) Voyez l'*Histoire Naturelle*, tom. III. pag. 221 & suivantes.

montre que jamais on ne doit plaifan-
ter fur ce qui concerne les Sceinces,
puifque par-là, on induit en erreur
quelques perfonnes, & que d'autres
emploient en réfutation, un temps qui
ne peut être trop précieux pour les
Lettres.

CETTE anecdote démontre encore
avec quelle célérité l'erreur gagne les
hommes, & combien il faut d'efforts
pour la faire difparoître. Le célèbre M.
Ferrein n'oublioit pas, dans fes leçons
publiques à l'amphithéatre du Jardin
du Roi, de mettre fes auditeurs au fait
des prétendues découvertes de Dalempazius, & d'apprécier la plaifanterie de
M. de la Plantade ; M. Aftruc en fai-
foit de même au Collége Royal. Et
néanmoins, on cite dans des ouvrages
modernes Dalempazius, foit pour adopter fon fentiment, foit pour le réfuter, comme fi en effet, il y eut eu

un Médecin de ce nom qui eut donné férieufement fes découvertes. [*a*]

CE fut d'après des obfervations auffi fingulières que l'on arrangea un fyftême fur la génération. On a vu des animaux vivans dans la liqueur féminale; rien de plus fimple que d'imaginer que ce font en petit, les individus de toutes les efpèces. Il falloit à ces animalcules un lieu où ils puffent croître & parvenir à une certaine grandeur; la femence injectée dans la matrice rem-

______

[*a*] On lit dans la *Collection Académique*, [tom. VII. partie étrangère, pag. xxv de la Préface,] » N'avons-nous pas vu un facétieux donner au pu- » blic, fous le nom de Daiempazius, des décou- » vertes microfcopiques, & intriguer la Républi- » que des Lettres par ces découvetres imaginai- » res ? » A la page 410 du même volume, on trouve l'extrait d'une Lettre *contenant une Obfervation microfcopique de la femence, par M. Dalempazius.*

plit cette condition. Mais tous les
Naturaliſtes ne s'accordent pas,
même ſur l'exiſtence de ces animalcules, de ces vers ſpermatiques ; un Ob-
ſervateur, aſſure que les animaux exiſtent réellement dans la ſemence, qu'on
les découvre ſans peine avec le microſcope ; mais c'eſt, dit-il, lorſque la
ſemence eſt corrompue ; ce qui arrive
en très-peu de temps. [a]

HARTSOEKER mit au microſcope
la liqueur prolifique d'une multitude
d'animaux vivans, & y découvrit toujours les mêmes phénomènes : on cher-
cha, ſelon l'Auteur de la *Venus phy-*
ſique, dans le ſang & dans toutes les
autres liqueurs du corps, quelque choſe
de ſemblable ; mais on n'y découvrit
rien, quelle que fut la force du microſcope : toujours des mers déſertes,

---

(a) *Dictionnaire de Médecine.* Art. GENERATIO.

dans lefquelles on n'appercevoit pas le moindre figne de vie. Cependant, Valifnieri, Heifter & d'autres obfervateurs prétendent que l'on trouve des animaux de cette efpèce dans prefque toutes les liqueurs ; le premier en a vû dans le fang de bœufs infectés ; Hoffman prétend en avoir découvert dans le fang le plus fain ; Bono en a trouvé dans la liqueur proftatique des femmes, & il affure qu'il n'a pu en voir dans le coq & autres animaux, où certainement ces animalcules doivent être en nombre prodigieux. (*a*) Verrheyen a prétendu que ce que l'on regardoit comme des vers fpermatiques, n'étoit que des bulles d'air. Plufieurs Phyficiens ont obfervé que ces animalcules ne paroiffoient pas encore dans les en-

---

(*a*) *Dictionnaire d'Anatomie*, &c. Art. GÉNÉRATION.

fans, & que dans les vieillards, ils font en très-petit nombre & extrêmement langoureux ; qu'on les trouve également foibles & languiffans dans l'état de maladie. Comment concilier ces obfervations avec celles qui femblent démontrer que la corruption eft néceffaire pour le développement de ces animalcules ? Comment concevoir que ces petits êtres puiffent vivre dans le fluide féminal d'un homme attaqué d'une gonorrhée, ainfi que la obfervé Leuwenhoek ?

CET habile phyficien, par le nombre de fes obfervations, a peut-être jetté plus d'incertitude fur l'effence du fluide féminale, qu'il y en avoit avant qu'il les eut faites. Les animalcules qu'il a vu, vivent dans la partie du fluide la moins épaiffe, du moins ceux qui fe trouvent dans celle-ci, lui ont paru dans un état d'immobilité ;

mais en dédommagement il y a découvert un si grand nombre de vaisseaux différens, qu'il ne doute pas
qu'elle ne contienne tous les nerfs,
les artères, & les veines du fœtus. Je
suis persuadé, dit ce Naturaliste, dans
une lettre au vicomte Broucker, d'en
avoir vu plus dans une seule goutte de
semence, qu'il ne s'en présente en un
jour, à un anatomiste dans la dissection
d'un cadavre, ce qui me fait croire,
continue-t-il, qu'il n'y a dans le corps
d'un homme formé, aucun vaisseau
qui ne se trouve dans la semence bien
constituée. (a)

J'AI dit plus haut à quel nombre
prodigieux, Leuwenhoek fait monter
la somme des animalcules, que contient
une seule goutte de liqueur séminale;
comment l'imagination peut-elle se

____

[a] *Transactions philosophiques*, année 1678,
N.o 142.

prêter enfuite à cette quantité innombrable de vaiffeaux qui nagent dans cette goutte de liqueur , & qui doivent fe placer felon l'ordre de l'économie animale , lorfque le fœtus eft dans la matrice ! Mais ce qui doit le plus révolter la raifon , c'eft la difproportion étrange qui fe trouve entre le nombre de ces petits êtres contenus dans une goutte du fluide féminale , & celui des individus qui parviennent au jour. Richeffe immenfe ! s'écrie M. de Maupertuis, fécondité fans bornes de la Nature , n'êtes-vous pas ici une prodigalité ? Et ne peut-on pas vous reprocher trop d'appareil , & de dépenfe ? De cette multitude prodigieufe de petits animaux qui nagent dans la liqueur féminale , un feul parvient à l'humanité : rarement la femme la plus féconde met deux enfans au jour , prefque jamais trois. Et quoique les femelles des autres animaux en portent un plus grand nombre , ce nombre n'eſt preſque rien en comparaiſon de la multitude des animaux qui na-geoient dans la liqueur que le mâle a répandue.

M. de Maupertuis , après avoir ainſi apoſtrophé la Nature, s'efforce de la juſtifier ; mais les raiſons qu'il donne de cette prodigalité de la Nature , n'ont pas paru juſtes à pluſieurs Savans ; nous en parlerons plus bas.

CES obſervations & beaucoup d'au-tres que j'aurois pu y ajouter, ne ſont pas favorables à l'hypothèſe des ani-malcules de la ſemence , puiſqu'il eſt aiſé d'appercevoir le peu d'accord qui règne entre les hommes qui ont em-braſſé cette hypothèſe. Ces contradic-tions jettent l'incertitude ſur l'exiſtence de ces animalcules, ainſi que ſur leur nature ; on en peut juger par la diffé-

rence des defcriptions que les obfervateurs en donnent, & qui font confi-
gnées dans les actes des plus célèbres
Académies de l'Europe.

ON embarraffe beaucoup les partifans des animalcules en leur demandant qu'elle eft l'origine de cette multitude infinie d'êtres animés ; s'ils fe
forment dans nous, quel principe primitif défignera-t-on pour cela ? Sont-
ils exiftans dans le monde, & entrent-
ils avec l'air ou les alimens, dans les
parties qui nous compofent ? Mais
pourquoi, dans ce cas, ne vont-ils
pas tout de fuite fe loger dans les œufs
de toutes les femmes, & produire un
grand nombre de conceptions virgina-
les ? D'ailleurs, ont-ils feuls la préro-
gative de vivre depuis la création du
monde ? Et fi l'on dit qu'ils fe repro-
duifent pour enfuite périr, comment

expliquer cette génération entr'eux ? Enfin, les suppose-t-on immortels & fixés à un certain nombre ? Mais il s'enfuivra alors que les hommes feroient fixés à la confommation du nombre de ces animalcules ; ce qui répugne. D'un autre côté , en suppofant avec des phyficiens, que le petit ver qui nage dans la liqueur féminale , contient une infinité de générations de père en père ; il faut lui accorder , & c'eft ce que d'habiles phyficiens ont fait, il faut lui accorder , dis - je , fa liqueur féminale, dans laquelle nagent des animaux d'autant plus petits que lui , qu'il eft plus petit que le père dont il eft forti : & il en eft ainfi de chacun de ceux-là jufqu'à l'infini ; de manière qu'en fuivant ce fyftême , Adam auroit contenu tous les hommes qui ont paru fur la terre , & tous ceux qui doivent encore l'habiter....... Voilà le fyftême qu'a fait naître l'idée de l'*infini*, fans que fes partifans fe foient trop embarraffé à examiner, fi en matière de phyfique on peut admettre ce mot dans toute fa force.

LORSQUE les anciens avoient à expliquer un fait dont ils ignoroient la caufe, ils avoient recours aux *facultés*, & réfoudoient par ce moyen les queftions les plus délicates. Que l'on demande aux anciens Philofophes comment s'opéroit la génération ? Par une *faculté génératrice*, répondroient-ils, & chacun étoit fatisfait de cette folution, ou du moins on feignoit de l'être. Il en eft à peu près de même des réponfes que font les partifans du fyftême des animaux fpermatiques, aux difficultés qu'on leur propofe. Comment un être peut-il produire fon femblable ? On répond, c'eft qu'il étoit tout produit, & que dans le premier homme la réproduction des hommes étoit toute faite.

Le premier homme, ou si l'on veut la première femme, car on n'est pas d'accord sur ce point essentiel, contenoit donc les germes de tous les hommes à naître ; mais ces germes se développent successivement, & en supposant que le monde fut éternel , (supposition que l'on peut faire pour embarrasser les physiciens,) les partisans de la préexistence des germes répondront en disant , qu'Adam ou Eve (*a*) contenoient dans leurs réservoirs séminaux , non-seulement tous les hommes qui ont paru & paroîtront, mais encore tous ceux qui ont pu & qui pourroient paroître ; il n'y a pas même un jeune homme, ou une jeune

_____

(*a*) C'étoit le sentiment du père Mallebranche , qui prétend , qu'Eve contenoit dans ses ovaires toute la race humaine. *Recherche de la Vérité.*

fille, dont on ne puisse dire la même chose. Car, je suppose dans l'univers autant de *Mondes*, qu'il y a de couples d'individus des deux sexes en état de multiplier l'espèce ; si on les place dans chacun de ces mondes, il en résultera, abstraction faite des accidens fortuits, des générations immenses, qui toutes étoient contenues dans les vésicules séminales du premier homme, ou dans les ovaires de la première femme, dès l'instant de leur création. Si je suppose toutes ces générations éternelles, il faut nécessairement que l'on suppose aussi, non pas un *infini créé*, mais une *infinité d'infinis créés*, *actuellement exiftans*. Or l'infini créé répugne. (*a*)

____

[*a*] On peut voir dans le III.e volume de l'*Hiſtoire Naturelle*, [chap. II.] les grandes idées de M. de Buffon, ſur le mot *infini*, relativement à la réproduction. Cet illuſtre Auteur prouve que l'idée

JE fais qu'en fuivant l'idée qu'attachent au mot infini , les partifans des
germes préexiftans , la tête tourneroit
au Géomètre qui voudroit énoncer les
fomme des êtres dont l'exiftence future
eft poffible ; mais les bornes qui arrêtent les calculs n'arrêtent pas mon imagination ; je quitte la plume faute de
pouvoir exprimer , & néamoins je découvre encore une carrière immenfe à
parcourir ,

---

de l'*infini* ne peut venir que de l'idée du *fini*. C'eft ici ,
dit-il , un infini de fucceffion , un infini géométrique : chaque individu eft une unité , plufieurs individus font un nombre fini , & l'efpèce eft le nombre
infini. Ainfi , de la même façon que l'on peut démontrer que l'infini géométrique n'exifte point , on s'affû-
rera que le progrès , ou le développement à l'infini
n'exifte point non plus ; que ce n'eft qu'une idée
d'abftraction , un retranchement à l'idée du fini , auquel on ôte les limites qui doivent néceffairement
terminer toute grandeur ; & que par conféquent on
doit rejetter de la philofophie toute opinion qui conduit néceffairement à l'idée de l'exiftence actuelle de
l'infini géométrique ou arithmétique.

parcourir, qui me laisse toujours l'idée d'un nombre effrayant à la vérité, mais qui n'est pas l'infini.

M. de Buffon, par un calcul très-simple, prouve qu'une graine d'orme, qui ne pèse pas la centième partie d'une once, aura produit, au bout de cent ans, un arbre dont le volume sera de dix toises cubes ; mais que la dixième année, cet arbre aura rapporté un millier de graines, qui, étant toutes semées, produiront un millier d'arbres, &c. qu'enfin dans l'espace de cent cinquante ans, le globe terrestre tout entier, pourroit être converti en une matière *organique*, analogue à la graine qui aura été déposée cent cinquante ans avant. Cet habile Naturaliste paroît persuadé aussi, que si pendant trente ans on faisoit éclorre tous les germes de toutes les poules, & qu'on eût soin de faire éclorre de même tous

II. Partie.   T

ceux qui viendroient , sans détruire aucun de ces animaux , au bout de ce temps il y en auroit assez pour couvrir la surface entière de la terre , en les mettant tous près les uns des autres. [a]

QUOIQUE la reproduction paroisse & doive être la même, je veux dire s'opérer de la même manière dans tous les êtres animés , & que par conséquent , l'exposé des calculs ci-dessus puisse guider à peu près sur le produit de la multiplication de l'espèce humaine, je n'omettrai pas, afin de ne rien laisser en arrière, ce que M. Joulain, Ingénieur, Géographe du Roi , vient de donner au public, dans des vues étrangères à mon objet, mais qui peuvent servir à démontrer combien il faudroit peu réfléchir pour admettre les germes préexistans. M. Joulain

____

(a) *Histoire Naturelle*, tom. III. chap. II.

ayant calculé le nombre d'hommes qui ont paru sur la terre depuis la création jusqu'en 1749, (& ces calculs ne sont pas poussés jusqu'à l'exagération) démontre clairement que si ces hommes étoient tous rassemblés , il faudroit pour les contenir , un monde qui eut plus de deux mille cent quatre vingt-dix-sept millions de pieds quarrés , chaque homme n'occupa- t-il qu'un pied quarré. (a)

____

[a] M. Joulain démontre qu'il est né pendant 5749 ans , 16 , 650 , 726 , 757 , 180 , 102 , 200 , 524 , 792 hommes. En comparant la solidité de notre globe avec ce nombre d'hommes nés, il faudroit que notre globe fut plus de 336 fois plus gros, pour être égal à la masse des hommes qui ont paru sur sa surface, quand même un homme n'occuperoit en solidité qu'un pied cubique. Au reste , si quelques personnes mal intentionnées, vouloient tirer de ces calculs des conséquences dangereuses , & contraires à ce que nous enseigne l'Ecriture au sujet de la résurrection universelle, elles n'auroient qu'à jetter les yeux sur la lettre de M. Joulain; on y trouve des réflexions capables de tranquilliser les

T ij

Ces calculs, appliqués à l'hypothèse des animaux spermatiques, ne la présentent pas sous un jour favorable, sur-tout si l'on observe la prodigalité à laquelle la Nature est obligée, [dans cette hypothèse] pour l'entretien de l'espèce humaine. J'ai dit plus haut combien d'animalcules les physiciens ont observés dans une goutte de liqueur séminale..... Quelle disproportion étonnante, entre ces animaux & le nombre des individus qui parviennent à la lumière! M. de Maupertuis, répond à ceux qui font un crime à la Nature de cette profusion, en disant,
» combien de milliers de glands tom-
» bent d'un chêne, se dessèchent ou
» pourrissent, pour un très-petit nom-

---

ames les plus scrupuleuses sur tout ce qui peut atta-
quer le mystère de la résurrection. Cette lettre est
insérée dans le *Journal Encyclopédique*, 1 Septembre
1770.

» bre qui germera & produira un ar-
» bre ! Mais ne voit-on pas, conti-
» nue-t-il, par-là même, que ce grand
» nombre de glands n'étoit pas inutile,
» puisque si celui qui a germé n'y eût
» pas été, il n'y auroit eu aucune pro-
» duction nouvelle, aucune généra-
» tion. » (*a*)

CETTE réponse qui paroît satisfaisante d'abord, ne l'est plus dès que
l'on veut approfondir la reproduction
des êtres en général, & la destination
du nombre prodigieux de germes qui
paroissent sortir des premiers êtres
créés.

SI tous les animaux ne sont pas destinés à se manger les uns les autres,

---

(*a*) *Vénus Physique*, chap. IV. M. Lamettrie ré-
torque ce raisonnement de M. de Maupertuis, en
disant que pour produire un chêne, tous les glands
qui ont pourris étoient tout-à-fait inutiles, & qu'il
suffisoit du seul qui a germé.

T iij

(il y a des espèces qui ne le peuvent faire ,) il falloit donc nécessairement qu'ils trouvassent sur la terre des alimens qui pussent soutenir leur existence , & il n'y a que les végétaux qui doivent y fournir. Trois mille glands sont tombés d'un chêne , il en auroit même donné davantage , si quantité d'insectes n'en avoient arrêté la maturité , ou pour se nourrir , ou pour y déposer leurs œufs. Des quadrupèdes ont trouvés leur subsistance dans une partie des glands répandus sur la terre ; des insectes en ont attaqué une partie , & ont occasioné la pourriture de quelques-uns ; le reste doit germer , mais une partie sera encore la proie des animaux , non-seulement après la germination , mais encore lorsque de jeunes plantes s'élèveront du sein de la terre..... Voilà sans doute beaucoup de germes détruits ;

mais qui ne fent pas que cette deftruction étoit néceffaire pour la confervation de certains animaux ! Donc, l'abondance des germes dans le règne végétal , entroit néceffairement dans l'ordre que la Nature a établi pour foutenir l'exiftence des êtres animés.

LA multiplication des infectes eft prodigieufe par la même raifon ; mais rien n'approche de la fécondité des poiffons. Leuwenhoek penfe que la laite d'une feule morue renferme plus d'animaux fpermatiques , qu'il n'y a d'hommes fur la terre en même-temps. (*a*) Il eft vrai que la plus grande

____

[*a*] Il réfulte des calculs de Leuwenhoek , qu'en fuppofant qu'il y eut treize milliarts , trois cens quatre-vingt millions d'hommes exiftans fur la furface de la terre, (ce qui n'eft nullement vraifemblable ,) il s'eft trouvé dans la laite d'une morue , un nombre d'animaux dix fois plus grand que celui des hommes , puifqu'il eft de cent cinquante milliarts. Voyez les *Tranfactions philofophiques* , ann. 1679 ,

partie des germes des poiſſons ne de-
vant parvenir à la vie, cette prodigalité de la Nature eût été en pure perte,
ſi ces germes n'euſſent été deſtinés pour
la nourriture de pluſieurs eſpèces d'animaux qui les recherchent avec tant
d'ardeur. Les graines, les fruits, les
les œufs, qui ne ſervent pas directement à la reproduction, ont donc un
autre uſage : ils font l'aliment des
animaux ; au lieu que cette foule im-
menſe de vers ſpermatiques qui périſſent à l'exception d'un ſeul, deviennent d'une inutilité parfaite.

Il falloit ce grand nombre d'ani-

---

n. 1. Ce n'eſt qu'en admettant les animaux ſpermatiques que la fécondité des poiſſons eſt porté à ce
nombre prodigieux ; en ſuivant le ſyſtême des *Ova-
riſtes*, cette fécondité eſt encore étonnante, puiſqu'une morue contient neuf millions trois cens qua-
rante-quatre mille œufs, mais elle n'approche pas,
à beaucoup près, de cette multiplication obſervée
par Leuwenhoek.

maux spermatiques, répondent les partisans du système, pour être sûr qu'il y en auroit un qui viendroit à bien. Eh quoi ! La Nature sacrifieroit un nombre effrayant d'êtres, des milliarts de petits hommes, pour en produire un ! Et cette multitude innombrable, dont chacun des individus peut prétendre à la lumière seroit anéantie parce qu'un seul doit réussir ! Cette proscription générale, ou peu s'en faut, des êtres créés, répand un deuil universel sur l'espèce humaine : le peu d'hommes épars sur la terre, n'est rien à mes yeux, en comparaison de tous qui sont anéantis à chaque instant. Le monde visible n'est qu'un atome, si on le place à côté de celui qui n'est soumis qu'à l'imagination ; enfin, il faudroit, selon les *Séministes*, chercher les merveilles de la Nature dans un *monde* inconnu, & qui offriroit à cer-

T v

tains égards, plus de fujets d'admiration,
que le monde dont nous faifons partie.

La Nature, vouloit affurer la reproduction ! Ne pouvoit-elle le faire
qu'en créant cette quantité effrayante
de germes devenus inutiles ?...... Mais
il le falloit..... Eh bien ! Malgré ces
précautions, rien de moins certain que
parmi ces milliarts de petits hommes
il en viendra un à la lumière. Si un
homme ufe intérieurement d'un peu
de térébenthine, fa poftérité *préfente*,
(que l'on me permette cette expreffion) eft anéantie ; le fpectacle d'une
deftruction générale s'offre à celui qui,
armé du microfcope, examine le fluide
féminal. [a] Il y a plus, une goutte
d'eau de pluie jettée fur ce fluide, produira le même effet. [b] A quoi donc

---

(a) Voyez les *Tranfactions philofophiques*, ann.
1678, n.º 142.

(b) *Idem , ibidem.*

aboutiroient les fages précautions de la
Nature pour la confervation des efpèces , fi leur deftruction dépendoit de
certaines circonftances qui peuvent fe
rencontrer à chaque inftant. Tous les
êtres *organifés*, le font & pour la fanté
& pour la maladie. Un arbre fain ,
contient originairement une multitude
de fibres, qui ne font appellées au développement que dans certaines circonftances purement accidentelles : ces
fibres fourniffent à la réunion des plaies
qui peuvent être faites à l'arbre ; tous
les germes d'une plante font deftinés à
la reproduction, la preuve en eft facile......... Croira-t-on que la Nature
ait privilégié les végétaux ? Croira-t-on
qu'elle n'a pas donné les mêmes ref-
fources aux individus du règne animal ?
Que dans un règne tout doive vivre ,
tout doive être utile , tandis que dans
l'autre c'eft une deftruction générale ,

à laquelle feulement quelques individus échappent pour conferver l'efpèce ?
Accorde-t-on aux animaux le même
privilége qu'aux végétaux ? Il faut au
même inftant, abandonner les animaux
fpermatiques, & reconnoître que la
fimplicité des moyens qu'emploie la
Nature dans fes opérations , ne peut
s'accorder avec la plupart de nos hypothèfes.

CELLE qui me flatteroit le plus, feroit la *diffémination*; elle nous préfente au moins l'univers, comme un
vafte magafin, où l'Auteur de la Nature auroit dépofé dès l'inftant de la
création , les germes innombrables de
tout ce qui exifte & doit exifter. Ces
germes répandus dans les élémens in-
diffolubles , *immortels* , donnent une
plus grande idée de l'univers , que
celle que nous offre la deftruction innombrable & continuelle , l'anéantif-

sement *absolu* des êtres organisés.

En admettant cette hypothèse , &
l'appliquant au sujet dont il est ici question , ne peut-on pas dire , que portés
dans les vésicules séminales de l'homme , ou si l'on veut dans les ovaires de
la femme , les germes , qui contiennent
des *touts* organiques y sont le principe
de la génération du fœtus ? La liqueur
prolifique , contiendra donc plus ou
moins de ces germes ; leur nombre ne
m'effraie point , parce que ceux qui seront superflus , ne pouvant être anéantis , rentreront dans la masse générale
sans aucune altération. Ce qui peut
rebuter l'imagination c'est que le
nombre des germes répandus dans la
Nature sera fixé , puisqu'on les suppose tous créés au même instant que
l'univers. Ce nombre sera prodigieux ,
immense , chaque germe , si l'on veut ,
en contiendra une certaine quantité

d'autres, mais en fuppofant le monde éternel, (fuppofition contraire à la foi) il faudra néceffairement qu'un jour il ne fe trouve plus de nouveaux germes à développer. (*a*)

LE fyftême de M. de Buffon n'a pas cet inconvénient. [*b*] Il exifte une matière organique, animée, univerfellement répandue dans toutes les fubftances animales ou végétales, qui fert également à leur nutrition, à leur développement, & à leur réproduction.

(*a*) Lorfque l'on donnera fur cet objet, un fyftême contre lequel on ne pourra faire raifonnablement aucune objection, je ne ferai pas auffi difficile, & j'admettrai tout ce que l'on voudra, relativement à la deftruction totale des êtres matériels. Mais tandis que les Phyficiens effaient des hypothèfes dans lefquelles ils donnent pour probabilités des conféquences forcées, des invraifemblances ; il eft permis, ce me femble, d'exiger d'eux que leur hypothèfe puiffe répondre à tout.

(*b*) Voyez les tom. III. & IV. de l'*Hiftoire Naturelle.*

J'ai dit en parlant de la puberté, comment les alimens se changeoient en matière nutritive, & que le superflu de
l'accroissement parvenu dans les réservoirs séminaux, s'y perfectionnoit & y
devenoit le principe de la génération.
En suivant M. de Buffon, » il n'y a
» point de germes préexistans, point
» de germes contenus à l'infini les
» uns dans les autres ; mais il y a
» une matière organique, toujours
» active, toujours prête à se *mou-
» ler*, à s'assimiler & à produire
» des êtres semblables à ceux qui la
» reçoivent : les espèces d'animaux ne
» peuvent jamais s'épuiser d'elles-
» mêmes ; tant qu'il subsistera des in-
» dividus, l'espèce sera toujours toute
» neuve ; elle l'est autant aujourd'hui
» qu'elle l'étoit il y a trois mille ans ;
» toutes, subsisteront d'elles-mêmes,
» tant qu'elles ne seront pas anéanties

» par la volonté du Créateur. » [a]

EN adoptant ce fyftême , il faut confidérer la femence comme un compofé de molécules qui ne peuvent rien former tant qu'elles font engagées les unes près des autres ; mais qui dans la matrice , où elles font dépofées par l'animal , fe dégagent , fe placent, par une force inconnue , & dont l'arrangement & la réunion combinée , produifent un être organifé.

MAIS il y a des objections à faire contre ce fyftême ingénieux. Je laiffe celles à l'aide defquelles des phyficiens ont attaqué brufquement l'édifice , en niant qu'il pût y avoir dans la Nature , une force quelconque capable d'arranger cette immenfe quantité de globules mouvans , pour en faire un tout auffi parfait que l'eft un animal ; en niant la

____

(a) *Hiftoire Naturelle* , tom. IV. pag. 150.

poſſibilité des *moules intérieurs*, qui doivent *mouler* en petit, des particules *organiques*, ſuppoſées *inaltérables*, &c. On a formé des objections plus ſolides en oppoſant le ſyſtême de la génération par les œufs, à celui des molécules organiques ; (a) en eſſayant de démontrer, ainſi que l'ont fait de ſavans Naturaliſtes, que la liqueur prétendue ſéminale de la femme n'eſt point prolifique, puiſqu'elles peuvent concevoir ſans aucune effuſion de leur part, de quelque liqueur que ce ſoit.

On peut encore dire avec M. de Réaumur, qui a fait auſſi des obſervations microſcopiques ſur les infuſions, dans leſquelles on a découvert des globules mouvants, des molécules organiques ; que ces globules ne ſont point

______

(a) On les verra au Chapitre qui a pour objet la Génération.

des particules organiques, dont la réunion puiſſe former un tout ; mais bien de véritables animaux, qui ſont des ordres de générations ſemblables qui ſe ſuccèdent. En effet, les animalcules qui vivent dans des fluides ſi différens entr'eux, ne peuvent-ils pas faire croire qu'il en exiſte également dans la liqueur prolifique, & que les animalcules, qui multiplient dans cette liqueur comme dans toutes les autres où l'on en découvre, ſont abſolument étrangers à ſon eſſence principale, & à ſes fonctions ?

QUE conclure de ces différentes idées ſur la nature de l'humeur prolifique ? que cet objet eſt encore couvert de la plus profonde obſcurité. Nous avons vu la ſemence remplie d'animaux ſpermatiques ; nous avons vu ceux-ci éclipſés par les molécules organiques ; ces derniers à leur tour ont été regardés

comme des animalcules qui n'ont aucun rapport avec la reproduction de
l'animal dans lequel ils vivent.... Mais
qui a vu tout cela ? des hommes qui
ont pu se tromper. Nous sommes peut-
être placés à une trop grande distance
de ces petits objets pour pouvoir les
découvrir ; & l'homme est peut-être
plus capable de décrire les corps immenses qui roulent dans les cieux , que
le germe auquel il doit son existence.

» POURVUS d'instrumens aussi im-
» parfaits que le sont encore nos mi-
» croscopes , comment atteindrions-
» nous à quelque chose de précis sur
» ce sujet ? L'erreur peut se glisser ici
» par bien des endroits : les sen-
» tiers de la vérité ne sont pas nom-
» breux. Des mouvemens plus ou moins
» forts , plus ou moins variés , plus ou
» moins soutenus du fluide, où ces glo-
» bules , *ces animaux spermatiques* na-

» gent ; une évaporation plus ou moins
» abondante, plus ou moins accélé-
» rée de ce fluide ; une décomposition
» plus ou moins prompte, plus ou
» moins graduelle des particules ; un
» air plus ou moins pur, plus ou moins
» actif ; une illusion d'optique plus ou
» moins difficile à reconnoître ou à
» prévenir ; que fais-je, encore ? Un
» fluide très-actif qui pénétreroit la
» matière séminale, ou celle de l'in-
» fusion, & dont les mouvemens fe-
» roient représentés par ceux des *glo-*
» *bules* ; tout cela pourroit nous fédui-
» re & nous faire prendre l'apparence
» pour la réalité. » (*a*)

VOILA jusqu'où vont nos connoiffances fur la nature du fluide féminal:

[*a*] *Confidérations fur les Corps organifés*, &c.
par M. Bonnet, tome premier, chap. VIII.

nous favons qu'il eſt abſolument néceſſaire pour que la génération puiſſe
avoir lieu ; mais nous ignorons abſolument , ſi nous voulons parler de
bonne foi , comment il agit dans la
matrice pour coopérer à la formation
ou au développement de l'*embryon*.

NE fachant de quelle nature eſt
ſon eſſence abſolue , nous ſommes
très-éloignés d'adopter les moyens que
l'on croit propre à en augmenter la
quantité. On peut dire en général ,
que la liqueur prolifique ſe trouvera
plus abondante chez un homme qui fait
uſage de nourritures ſucculentes & re-
cherchées ; qu'elle ſera plus provocan-
te chez celui dont l'imagination eſt empreinte d'idées laſcives , & d'objets
voluptueux. Mais auſſi , ces agens
n'auront pas , pour la propagation ,
l'efficacité d'une nourriture ſaine &
de l'exercice ſagement combinés.

A l'égard de la manière dont ce fluide agit lorsqu'il est encore renfermé dans les réservoirs séminaux, presque tous les êtres vivans en ressentent les impressions. C'est dans le chatouillement, dans l'irritation que produit cette liqueur sur les organes qui la renferment, qu'il faut chercher la cause qui rapproche dans certains temps le mâle & la femelle, parmi toutes les espèces. Cette liqueur trop long-temps retenue, produit la fureur chez les animaux, & on a vu ailleurs (a) ce que cette rétention est capable de produire dans certains hommes trop favorisés de la Nature pour leur état.

IL est donc ordinaire à tous les hommes (à quelques exceptions près)

____

(a) Premier vol. chap. II & III. vol. II. Chap. III & VI.

de sentir l'influence de la liqueur séminale, à l'époque de la puberté ; nous
avons vu des exemples qui démontrent, que dans certains sujets, la Nature avoit accéléré le moment de la
puissance productive. Afin de considé-
rer dans tous ses points l'activité de
cette puissance, nous citerons quelques individus, qui à l'âge où les
forces déclinent, commencèrent à
ressentir les impressions vives d'un fluide, qui ne trouble guère que dans la
la force de l'âge.

J'AI parlé ailleurs d'un vieillard
luxurieux, dont les exploits seroient
incroyables s'ils n'étoient bien attes-
tés. (a) Un homme de robe de dis-
tinction, du Puy en Vellay, parvenu
à sa soixante-quinzième année, se ma-

____

[a] Chap. III. *De l'Influence du Mariage sur la
Santé.*

ria par un principe de confcience , ne pouvant plus réfifter à l'éruption tardive , mais violente d'un tempérament qui l'excitoit à l'amour. (*a*) Un armurier de Montfaucon, âgé de quatre-vingt ans , reprit tout-à-coup des forces qu'il croyoit perdues pour toujours, il fe remaria & eut de très-beaux enfans. (*b*)

PARMI les exemples d'hommes favorifés dans leur vieilleffe des plaifirs de la jouiffance , il n'y en a certainement pas de plus furprenant que l'hiftoire du célèbre Anglois Thomas Parr. Tout le monde fait que ce payfan de *Shropshire* mourut à l'âge de 152 ans & 9 mois ; ce que bien des personnes

---

(*a*) Cette obfervation communiquée par M. Begon , Médecin au Puy en Vellay , fe trouve dans les *Mémoires de Trévoux*, Novembre 1708.

(*b*) *Idem.*

perſonnes ignorent, c'eſt qu'à cent vingt ans, ayant épouſé une veuve, les organes ſpermatiques fournirent encore à cet homme extraordinaire, les moyens de ſavourer la volupté & de la faire partager à ſa femme : celle-ci affirma après la mort de ſon mari, qu'il n'y avoit que douze ans que le commerce du mariage étoit interrompu entr'eux. (*a*)

(*a*) Voyez la *Collection Académique*, tome II. Les *Tranſactions Philoſophiques*, année 1668. Parr étoit un pauvre payſan, qui ne vécut pendant preſque toute ſa vie que de vieux fromage, de lait, de pain, de petite bière, & de petit lait. Cet homme fut capable juſqu'à la centième année de faire tous les ouvrages d'un laboureur, & même de battre le bled. Il mourut à Londres le 16 Décembre 1635, chez le Comte d'Armidel. On attribue ſa mort, (car il auroit pu vivre encore plus long-temps, à en juger par l'état dans lequel ſe trouvèrent tous les viſcères à l'ouverture du cadavre,) au changement d'air, au régime peu exact qu'il ſuivit dans une maiſon opulente, & à l'abondance des vins de toute eſpèce qu'on lui laiſſoit boire, après avoir été accoutumé à une vie ſobre & frugale.

II. Partie.   V

DANS tous les temps, il s'eſt trouvé quelques hommes en qui la Nature a prolongé l'uſage du phyſique de l'amour. Valère Maxime, rapporte que Maſſaniſſa, Roi de Numidie, engendra Méthynnate après quatre-vingt-ſix ans. Un autre hiſtorien beaucoup plus moderne, a écrit que Vladiſlas, Roi de Pologne, fit deux garçons à l'âge de quatre-vingt-dix ans; & Felix Platerus, dit que ſon grand-père étoit âgé de cent ans, quand il ceſſa d'être père. (*a*) L'hiſtoire de l'Académie des ſciences fait mention d'un homme du Diocèſe de Séez, âgé de quatre-vingt-quatorze ans, qui épouſa une femme groſſe de lui & qui en avoit quatre-vingt-trois : elle accoucha à terme

---

(*a*) *Anecdotes de Médecine*, tome II. *Tableau de l'Amour conjugal*, première partie, chapitre III. article VI.

d'un garçon. (a) Cet exemple est plus frappant ; car les femmes pour engendrer, ont un temps plus limité que les hommes.

J'AUROIS pu ajouter à ces observations plusieurs autres, si je n'eusse craint de rappeller des fables qui révoltent la raison. On lit dans l'*Histoire des Indes* de Maffée, que lorsque Acuna entra dans la Ville de *Diou*, on lui présenta un vieillard âgé de 335 ans, avec son fils qui en avoit 90. Il avoit changé trois fois de barbe & étoit rajeuni autant de fois : enfin il mourut âgé de 400 ans. Le Missionnaire Jacinte, parmi le récit des circonstances singulières de la vie de cet homme, dit qu'il professa trois

---

[a] Cette observation, fut envoyée à l'Académie par M. l'Evêque de Séez. Voyez *les Mémoires* pour l'année 1710.

V ij

religions ; qu'il fut cent ans Payen, trois cens ans Mahométan, & que des Religieux le baptiſerent ſur la fin de ſes jours. (*a*)

(*a*) On peut conſulter à ce ſujets les *Obſervations curieuſes ſur toutes les parties de la Phyſique*, &c. tome III. *ſur quelques vieillards qui ont rajeuni.*

CHAPITRE IX.

Du Flux Menstruel.

ON nomme ainsi un écoulement de sang par le conduit de la pudeur, qui vient périodiquement de 20 en 20, de 25 en 25, de 30 en 30 jours plus ou moins. On a nommé ce flux, *mois*, *règles*, *ordinaires*, à cause de son période, *purgations de la femme*, parce que toute l'habitude de son corps est purgée par ce moyen de la superfluité du sang. On nomme aussi cet écoulement *fleurs*, (a) à cause qu'à l'exemple des arbres, qui ne portent point de fruits s'ils ne sont

[a] Quelques étymologistes prétendent que cet écoulement a été nommé fleurs, du mot Latin *fluere*, fluer, couler.

précédés de fleurs, la femme pour l'ordinaire, car on verra qu'il se trouve des exceptions, ne conçoit pas avant d'avoir été réglée.

IL faudroit faire un volume, si on vouloit rapporter les sentimens différens des Médecins sur la cause de cet écoulement : ce seroit même le sujet d'une question intéressante : savoir, si ce flux est dans la Nature ou non ? Ceux qui prétendent que l'oisiveté, la bonne chère suffisent pour faire éclorre les fleurs, peuvent soutenir qu'elles ne sont pas dans la Nature, tandis que ceux qui les croient essentielles à l'accroissement du fœtus, verroient l'espèce humaine s'anéantir si les femmes cessoient d'être réglées.

EN laissant le sentiment de ceux qui admettent pour cause des menstrues un ferment particulier qui gonfle & déchi-

rc les vaisseaux ; en laissant encore celui qui donne à ce sang superflu , une
âcreté pénétrante & maligne capable
de chercher à se faire jour ; en laissant,
dis-je , ces sentimens , nous ne serons
pas forcés pour en admettre un autre à
faire intervenir l'influence de la lune
sur les femmes. On convient aujour-
d'hui assez généralement que le sang
qu'elles perdent tous les mois , est un
sang surabondant, le même qui circule
dans les vaisseaux , & que cette évacuation n'a d'autre cause que la *pléthore*
générale, & sur-tout particulière. (*a*)

CETTE pléthore générale précède

[*a*] Ce sentiment qui a été celui de Galien, fut
développé par M. Freind, & suivi par les plus célèbres physiologistes , tels que Boerhaave, Sthal ,
Duverney, Senac, &c. C'est aussi le sentiment de l'Auteur d'une Thèse soutenue à Paris en 1756. *An ca-
tamenia a plethora?* dans laquelle on conclut pour
l'affirmative.

l'écoulement, & elle augmente même pendant ce temps. C'est une plénitude des vaisseaux qui se trouvent dilatés par l'effort que fait le sang contre leurs parois : on s'en apperçoit aisément au gonflement des mamelles, à la rougeur, à l'abattement des yeux, &c. La plénitude doit être plus considérable dans les vaisseaux de la matrice, parce qu'ils offrent moins de résistance, ce qu'il feroit facile de démontrer : (a) de là naît donc cette plénitude particulière,

---

[a] Les vaisseaux dont il s'agit, étant fort tendus, fort superficiels, ils doivent aisément se dilater & céder à l'effort du sang ; d'ailleurs cet effort augmente dans la matrice, parce que les vaisseaux qui y vont, ont plus de longueur & de diamètre que ceux des autres parties ; parce que les veines qui doivent répandre le sang des artères, faisant des contours prodigieux, le chemin que le sang doit parcourir est très-long, & la résistance est considérable de la part des vaisseaux qui doivent soulager la matrice de la trop grande quantité de sang qu'elle reçoit.

augmentée par la lenteur avec laquelle les veines renvoient le fang qu'elles ont reçu des artères.

Le fang des règles eft naturel, vermeil, & n'a point cette malignité que lui ont prêtée certains Naturaliftes. C'eft à tort que les anciens ont écrit que les femmes dans le temps de cet écoulement, font mourir par leur toucher une vigne qui pouffe ; qu'elles rendent un arbre ftérile, qu'elles font aigrir le vin, & rouiller le fer & l'acier ; qu'elles procurent de fauffes couches à une femme groffe, qu'elles en rendent une autre ftérile, qu'elles font enrager un chien, rendent un homme fou, &c.

Paracelfe, dont les extravagances déshonorent le favoir, Paracelfe regardoit le fang menftruel comme le plus puiffant des poifons ; il affure que le diable en produit des araignées, les

V v

puces, les chenilles, & tous les autres insectes dont l'air & la terre sont peuplés. *Cet enthousiaste, dit M. Jamès, qui ne manquoit pas d'imagination, & qui avoit perdu par accident dans sa plus tendre jeunesse, toutes les marques de virilité, n'échappoit aucune occasion de décrier un sexe, qui lui rappelloit continuellement son état, auquel il ne pouvoit procurer de* plaisir *, & dont il ne pouvoit en recevoir.*

LE sang des règles ne diffère en rien du sang veineux, & n'a aucune mauvaise qualité, si la femme qui le rend est saine ; car dans le cas contraire, il doit avoir quelqu'influence sur les objets extérieurs, ainsi que les autres excrétions, lorsqu'elles se font dans un corps infecté de quelque maladie.

ON a été partagé sur les vaisseaux qui fournissent ce sang. Les uns ont dit qu'il venoit des vaisseaux de la matrice, d'autres ont soutenu qu'il venoit du vagin. Il y auroit de l'absurdité à admettre exclusivement l'une ou l'autre de ces deux opinions. Dans l'état naturel, le sang sort des vaisseaux de la matrice, mais quelquefois aussi il vient des vaisseaux du vagin ; & c'est par ce moyen que l'on explique comment une femme enceinte peut être réglée ; car alors le sang reflue de la matrice dans les parties voisines & s'y fait un passage.

Il y a plus : les obstacles qui s'opposent à ce que le sang puisse sortir par les voies ordinaires, l'obligent de refluer vers les parties où il trouve plus de facilité à s'échapper, & ces parties sont quelquefois très-éloignées de celles où doit se faire l'excrétion des règles. Les observations de Médecine présentent plusieurs faits qui constatent cette assertion.

UNE femme groſſe de ſon troiſié-
me enfant, eut un écoulement périodique de ſang par le jarret gauche. (*a*)
Une autre étoit réglée par la bouche. (*b*) Le flux menſtruel ſe fit un
paſſage par les oreilles à une perſonne
dans laquelle il étoit ſupprimé. (*c*)
Dans un autre ſujet il prit ſon cours
par les mamelles, & un bouton ſitué
à la joue. (*d*) Enfin, on a vu des
femmes qui étoient réglées par le bout
des doigts. On conçoit aiſément que
cette ſurabondance de fluide ne pouvant ſe faire un paſſage par les voies

---

(*a*) *Ephémérides de l'Académie des curieux de la
Nature*, année 1670, Obſ. 96.

[*b*] Voyez *Journal de Médecine.* Novembre 1757.

(*c*) *Dictionnaire de Médecine*, &c. art. MENSES.
Foreſtus, Rodricus a Caſtro, Vander Wiel, &
beaucoup d'autres Auteurs nous ont laiſſé des obſervations ſemblables.

[*d*] *Journal de Médecine*, Janvier 1759.

ordinaires, elle ſe jette ailleurs & y force les vaiſſeaux.

D'APRÈS ce qui a été dit en parlant des changemens qui s'opèrent à l'âge de puberté, il eſt facile de rendre raiſon de l'éruption du flux menſtruel à cette époque. Les organes ſe fortifient, réſiſtent davantage à l'impulſion des ſucs qui fourniſſent à l'accroiſſement, dont une partie eſt alors ſurabondante & fournit la matière des règles. Rien ne prouve plus ſenſiblement l'effort que fait la Nature, dans ces momens critiques, que les difficultés, les mal-aiſes, les maladies quelquefois ſi dangereuſes qu'éprouvent les jeunes filles, lorſque le terme qui marque cet écoulement approche.

LES alimens, le climat, les paſſions doivent accélérer le moment de l'éruption des règles. Dans les climats les

plus chauds de l'Aſie, de l'Afrique &
de l'Amérique, la plupart des filles ont
à dix & même à neuf ans, l'écoulement périodique ; il eſt moins abondant que dans les pays froids, parce
que dans ces derniers, la tranſpiration
étant moins abondante, la matière en
doit néceſſairement refluer ſur les autres excrétions. Mais ſelon l'Auteur de
l'*Hiſtoire Naturelle*, il y a ſur cela plus
de diverſité d'individu à individu, que
de peuple à peuple; car dans le même
climat & dans la même nation, il y a
des femmes qui tous les quinze jours
ſont ſujettes au retour de cette évacuation, & d'autres qui ont juſqu'à
cinq & ſix ſemaines d'intervalle. (a)
Les femmes qui mangent plus que les
autres & qui ne font point d'exer-

____

(a) *Hiſtoire Naturelle*, tome IV, *De la Puberté.*

cice, ont des menstrues plus abondantes. Ainsi, c'est assez mal à propos
qu'on a voulu fixer la quantité de sang
que doit fournir cette évacuation pour
que la femme jouisse d'une bonne
santé. Cette quantité varie dans chaque individu. Hippocrate l'avoit esti-
mée à neuf onces; on la réduite à
trois onces en Angleterre; on croit
qu'elle peut aller de quatorze à seize
en Espagne, qu'elle est d'environ six
en Hollande, & beaucoup moindre
en Allemagne, ce qui se contredit
beaucoup; mais il faut avouer que
les indices que l'on peut avoir sur ce
fait sont fort incertains : ce qu'il y a
de sûr, c'est que cette quantité varie
beaucoup dans les différens sujets &
dans les différentes circonstances : on
pourroit peut-être aller depuis une ou
deux onces, jusqu'à une livre & plus.
Les Groënlandoises ne sont point su-

jettes à ce flux ; c'eſt du moins ce qu'aſſurent les voyageurs : on en dit autant des femmes du Bréſil.

La durée de l'écoulement eſt de trois, quatre, ou cinq jours dans la plupart des femmes, & de ſix, ſept, & même huit dans quelques-unes, ce qui varie encore beaucoup par l'influence du climat, les alimens & les mœurs. On a dit que cet écoulement ſe faiſoit pendant trois jours en Angleterre, quatre en Hollande ainſi qu'en France, & beaucoup plus long-temps en Allemagne ; ce qui ne s'accorde pas non plus avec la quantité de ſang que l'on a évaluée pour les femmes de chacune de ces Nations.

On a regardé auſſi comme une preuve du bon état de la ſanté, l'abondance de la matière qui cauſe l'écoulement périodique ; & ce n'eſt pas certainement le ſentiment des Médecins inſtruits. Cette abondance provient quelquefois de l'abus des choses *non-naturelles*, sur-tout de l'oisiveté & de la bonne chère : or, je demande si ce sont les personnes gourmandes & oisives qui se portent le mieux ? Elles sont cependant réglées plus abondamment que les autres, & les femmes pléthoriques le sont souvent deux fois en trente jours. En Perse, où la luxure & l'oisiveté règnent parmi les femmes, les fleurs paroissent deux, & même trois fois durant l'espace de trente jours ; sans aller chercher des exemples éloignés, n'observe-t-on pas que chez nous, les règles sont d'autant plus abondantes, & leur écoulement d'autant plus long, chez quelques personnes, que celles-ci font moins d'exercice ? Les hommes mêmes, qui mènent une vie trop sédentaire, ne sont-ils pas plus exposés aux hémor

rhoïdes que ceux qui font beaucoup
d'exercice ?

L'ABONDANCE des règles, influe
peut-être davantage qu'on n'imagine,
ſur la multiplication de l'eſpèce. Je
crois que la régularité de l'écoulement
périodique facilite la conception, &
qu'il eſt des femmes qui ne conçoivent pas, à moins qu'elles ne ſoient
approchées immédiatement après la
ceſſation du flux menſtruel. (*a*) Mais
combien d'autres ne peuvent parvenir

____

[*a*] Le ſentiment augmente dans la matrice à
» l'approche des règles; elle a un goût plus ex-
» quis & plus *délicat*, qui continue même quel-
» ques jours après qu'elles ont ceſſé. C'eſt auſſi
» le temps auquel les femmes ont le plus de deſirs,
» & ſont les plus amoureuſes. Elles doivent con-
» cevoir plus facilement; car j'imagine que la con-
» ception dépend beaucoup de la *gaieté* de la ma-
« trice.» *Traité des principaux objets de Médecine,*
avec un ſommaire de la plupart des Thèſes, &c. par
M. Robert, tome I, chap. V.

à être mères, parce que la génération est interrompue par la présence du sang qui veut forcer les vaisseaux, avant que le fœtus puisse résister à cette impulsion ? Il est démontré, que, sur-tout dans les premiers temps de la grossesse les femmes ressentent à l'époque où elles devroient être réglées, certaines sensations, quelquefois douloureuses, qui annonce les efforts que fait un fluide qui cherche à se dégager de la masse des humeurs. Supposons ce fluide assez abondant pour forcer les vaisseaux qui le contiennent, il en résultera une hémorragie assez considérable, un écoulement capable d'occasioner l'*avortement*. Quel est le praticien qui dans le cours de sa vie, n'a pas vu certaines femmes devenir enceintes six, huit fois, & quelquefois davantage, sans que ces femmes aient pu jouir de la satisfaction de devenir mères ? J'ai vu, dit M.

Tiſſot , une femme qui s'eſt bleſſée douze fois à trois mois , ſans avoir jamais pu paſſer cę terme. (*a*)

CES accidens ſont plus rares à la campagne que dans les villes , parce qu'en général, les femmes qui habitent les campagnes , faiſant beaucoup plus d'exercice que les citadines, elles ont moins d'humeurs ſuperflues ; elles ſont réglées moins abondamment ; le ſang qui doit fluer n'eſt pas en aſſez grande quantité pour occaſioner dans les premiers termes de la groſſeſſe, les malheurs dont on ne voit que trop d'exemples à la ville. La trop grande

____

(*a*) *Eſſais ſur les maladies des gens du monde.* Art. VII. Une première fauſſe-couche en entraîne ſouvent une ſeconde, & celle-ci une troiſième , car les pertes affoibliſſant les femmes , il eſt aſſez rare que la fibre puiſſe reprendre le ton qu'elle avoit auparavant, & la moindre incommodité, le plus léger accident, ſuffit alors pour cauſer une fauſſe-couche.

quantité de ſang menſtruel détruit donc chaque année un nombre conſidérable de germes tout développés & dont l'anéantiſſement eſt en pure perte pour la Nature. Que l'on ajoute encore à cela, les conceptions rendues impoſ-ſibles par la même raiſon ; je veux dire, par la difficulté que la liqueur ſéminale trouve à pénétrer juſqu'au lieu marqué pour la génération, à cauſe du peu de reſſort qu'ont des parties preſque toujours abreuvées d'humeurs ; & l'on conviendra que les règles ex-ceſſives doivent influer avec force ſur la population.

Il faut encore ajouter à l'abondan-ce des règles, leur irrégularité, pour concevoir tout le ravage qu'elles peu-vent faire. Quelques femmes oiſives, ſont ſujettes à de très-fréquens retards ſans cauſe apparente ; ſouvent la ſup-preſſion eſt de deux ou trois mois,

quelquefois il y a de la régularité dans
le temps des retours, mais une dimi-
nution sensible dans la quantité, &
ces différences dans les mêmes individus, conduisent à la langueur, à
l'abattement, aux maux de tête &
aux obstructions. Combien de femmes
chez lesquelles des colliques effrayan-
tes, des convulsions horribles, pré-
cèdent chaque mois l'apparition des
règles ! Ces colliques, appellées par
M. Tissot, *colliques menstruelles*, sont
placées par cet habile Médecin, parmi
les maladies des femmes de la ville ,
& c'en est assez pour indiquer ce
qui les produit, & ce qui peut y
remédier.

A la campagne, où la Nature conserve encore des droits, on ne retrou-
ve que rarement les accidens qui pré-
cèdent ou accompagnent l'écoulement
périodique. Les pâles couleurs est ce

qu'on y obferve le plus fréquemment dans de jeunes filles, chez lefquelles cet écoulement a de la peine à s'établir. Des filles de dix-huit & même vingt ans, ne font pas encore parfaitement réglées, mais lorfqu'une fois elles y font parvenues, (& l'exercice auquel elles fe livrent eft fi propre à les y amener !) elles fe maintiennent dans un état vigoureux, le période fe fixe, & rarement il fe dérange ; à moins que quelqu'accident imprévu ne caufe du défordre dans l'économie animale.

Aussi les habitans da la campagne, malgré certaines circonftances qui doivent néceffairement influer fur leurs générations, font-ils ceux des hommes qui fourniffent le plus de membres à l'Etat, & la régularité du flux menftruel dans les campagnardes y coopère beaucoup. Une femme oifive, pléthorique, n'eſt pas toujours en état de partager les douceurs de l'amour, lorſque le deſir aiguillonne ſon mari ; & dans le court intervalle que lui laiſſe l'écoulement périodique, il peut arriver, que les mêmes diſpoſitions ne reprennent pas à l'homme, ou qu'un nouvel écoulement vienne détruire toutes les eſpérances qu'il avoit conçues. A l'égard des femmes chez leſquelles le flux ſe fait irrégulièrement, & qui ſont ſujettes à des ſuppreſſions, que peuvent cauſer auſſi l'indolence & le peu de reſſort des vaiſſeaux, je demande ſi on peut raiſonnablement aſſurer, même après la conception, qu'elles auront le bonheur d'être mères.

ÊTRE mère ! ce nom eſt ſi doux ! Il porte avec lui une ſenſation ſi délicieuſe, qu'il ſe trouve des femmes qui ne croiroient trop acheter ce titre glorieux par le ſacrifice de leur fortune ;

tune; mais ici s'agit-il de l'opulence? Tout eſt égal dans la Nature; les mines du Pérou n'ont aucune influence ſur elle; l'or peut ſervir l'àmbition, mais rend-il heureux? La Nature a voulu que les germes du bonheur fuſſent dans nous-mêmes, & c'eſt-là que l'homme doit les chercher. Malgré les écarts qui nous éloignent d'elle à chaque inſtant, & qui devroient nous attiter ſon indifférence, elle a voulu encore que nous puiſſions retrouver dans ſon ſein des moyens ſalutaires de nous rapprocher de notre état primitif.... Que la femme, ſtérile accidentellement, n'offre pas à la Nature des ſacrifices nuls à ſes yeux; qu'elle mérite d'être mère en annonçant qu'elle veut l'être; que l'activité donne du reſſort à toutes les parties de ſon individu; qu'un régime ſain répare les déſordres cauſés par l'intempérance;

II. Partie.   X

que le flambeau de la Nature l'éclaire, & ſoit ſubſtitué à ces lumières qui dans les ténèbres inſultent l'ordre ſuprême établi par le Créateur. Les repas de nos ancêtres étoient ſimples comme eux ; ils conſacroient au repos les heures que le ſoleil n'éclairoit pas....... Quels hommes étoit-ce ! Quelles femmes avoient-ils pour compagnes ! Connoiſſoit-on ces maladies modernes , ces vapeurs , ces ſuppreſſions , cette *foibleſſe* d'exiſtence ?.... L'ancien *Chevalier* François, après une campagne fatigante , étoit accueilli par ſa *Dame,* qui d'une main recevoit ſes armes peſantes , & de l'autre le preſſoit contre ſon ſein. Leurs enfans eſſayoient la lance redoutable, avec laquelle leur père avoit combattu : ces armes ſont aujourd'hui dans nos arſenaux , & l'homme vigoureux de nos jours les regarde avec étonnement.

L'ÉRUPTION des règles est assez généralement regardé comme nécessaire pour annoncer la puberté : j'ai dit, au Chapitre qui a cet âge pour objet, que le flux menstruel le prévient quelquefois, puisque des filles auroient annoncé la puberté presqu'en naissant, si ce flux n'en étoit dans certains cas un signe équivoque. Je ne rapporterai pas ici les observations que j'ai indiquées ailleurs. (a) Je dois combattre un préjugé dont quelques personnes sont trop prévenues : elles assurent, en comparant les femmes aux végétaux, que les premières sont incapables d'user du mariage si elles ne sont réglées, que du moins la conception n'aura pas lieu dans ces individus ; parce que semblables aux arbres, les femmes ne peuvent porter des fruits

____

(a) Voyez le Chapitre VI.

X ij

qu'après avoir montré des fleurs. Cette prévention peut être déſavantageuſe à une jeune fille très-propre au mariage, & dont l'aptitude à cet état eſt quelquefois la cauſe de ce retard. Elle peut encore être déſavantageuſe à des époux, qui s'imaginant ne point trouver dans leur femme le ſigne qui annonce la capacité requiſe pour la conception, négligeroient de s'en occuper, & ſe chagrineroient ſur un mal qui n'en eſt pas toujours un.

IL arrive quelquefois, dit M. de Buffon, que la conception devance les ſignes de la puberté ; il y a beaucoup de femmes qui ſont devenues mères avant que d'avoir eu la moindre marque de l'écoulement naturel à leur ſexe ; il y en a même quelques-unes qui, ſans être jamais ſujettes à cet écoulement périodique, ne laiſſent pas d'engendrer. Ceci prouve bien clairement que le fang des menftrues n'eft qu'une matière acceffoire à la généra-tion, qu'elle peut être fuppléée........ On fait auffi que la ceffation des rè-gles, qui arrive ordinairement à qua-rante ou cinquante ans, ne met pas toutes les femmes hors d'état de con-cevoir ; il y en a qui ont conçu à foixante ans, à foixante & dix ans, & même dans un âge plus avancé. On re-gardera fi l'on veut, ces exemples, quoiqu'affez fréquens, comme des ex-ceptions à la règle ; mais elles fuffifent pour faire voir que la matière des menftrues n'eft pas effentielle à la gé-nération. (a)

ON obferve tous les jours des filles affez âgées pour devoir être nubiles, en qui l'éruption du fang menftruel ne s'eft pas encore faite; mais on remarque

____

[a] *Hiftoire Naturelle*, tome IV. *De la Puberté.*

auſſi que le mariage donne à ces individus ce qui leur manque pour être
cru capables de concevoir. Et quand
après les approches de l'homme, l'é-
coulement du ſang menſtruel ne ſur-
viendroit pas, il ſeroit abſurde d'en
prendre aucun chagrin, puiſque la femme a pu concevoir ſans cet écoulement.

FABRICE Hildan parle d'une femme de quarante ans, qui n'avoit jà-
mais été réglée, ni avant, ni après
ſon mariage, & qui avoit cependant
eu ſept enfans, qui tous ont joui de la
meilleure ſanté. (a) La femme d'un
meûnier, âgée de vingt-quatre ans,
lorſque M. Roeſler donna l'obſervation dont elle eſt le ſujet, après huit

____

[a] *Ephémérides d'Allemagne*, ann. 1675 & 1766.
Rondelet fait l'hiſtoire d'une femme de Montauban
qui accoucha douze fois, & Joubert celle d'une
autre qui eut dix-huit enfans, ſans que ces femmes
euſſent jamais été réglées.

années de mariage, n'avoit jamais eu jufqu'alors la maladie de fon fexe, que pendant fes groffeffes ; de forte qu'elle étoit affurée d'être enceinte lorfque fes règles paroiffoient. (*a*)

DES obfervations nombreufes, affirment que l'écoulement périodique peut fe prolonger jufques dans l'extrême vieilleffe, & même reparoître après une interruption de beaucoup d'années. M. de la Mettrie a vu à *Saint-Malo*, une Religieufe âgée de foixante ans, & qui étoit encore réglée. On trouve dans le *Journal de Médecine* (*b*) l'obfervation fingulière d'une femme qui ceffa d'être réglée à quarante-cinq ans, & chez laquelle l'écoulement périodique reparut dans la foixante-douzième année, par une peur qu'eut cette fem-

------

(*a*) *Ephémérides d'Allemagne*, année 1672.

(*b*) Tome XVI, page 153.

me. Elle étoit encore très-bien réglée à soixante & quinze ans. Une femme de condition dans le Vellay, eut l'écoulement de son sexe dans sa centième année, après cinquante ans de suppression, de même que dans la fleur de sa jeunesse. (*a*)

ON sait que le dérangement des règles & leur suppression, outre les coups qu'ils portent à la population, occasionent aux femmes un si grand nombre de maladies, & de caractères si différens, que d'habiles Médecins sont embarrassés sur les moyens de les combattre ; ils le font d'autant plus, que

(*a*) *Mémoires de Trévoux*, Novembre 1708. Madame la Marquise de S..... V..... qui fait le sujet de cette observation, continua encore à être réglée jusque dans sa cent quatrième année. Ce fait contredit ce qu'avance M. de la Mettrie, que l'apparition des régles dans un âge aussi avancé, annonce une prompte mort.

la variété des ſymptômes qui ſe préſentent ne permet pas toujours d'en connoître la véritable cauſe. Ces maladies ſont auſſi d'autant plus funeſtes, qu'il faut peu de choſe pour diminuer ou ſupprimer les règles dans une femme délicate & ſenſible. La crainte, la colère, la frayeur, un air épais & lourd, les alimens qui échauffent ou irritent, l'eau à la glace, l'uſage des acides, la vie ſédentaire & oiſive, ſont autant d'agens qui peuvent cauſer la ſuppreſſion ; & il eſt facile de décider quelles femmes doivent y être les plus expoſées. [a]

---

[a] Je ne contredis pas ce que j'ai dit plus haut. Les femmes oiſives, par la raiſon qu'elles perdent plus de ſang menſtruel que les autres, & que les intervalles entre les règles ſont moins conſidérables, deviennent auſſi plus expoſées aux accidens que cauſent une ſuppreſſion ſubite. Elles ſont par leur foibleſſe ſuſceptibles des plus légères impreſſions : j'ai vu une de ces femmes obligé de gar-

X v

IL s'offre ici naturellement une question intéressante : savoir, *si, par les
loix de la Nature, les hommes sont sujets aux mêmes évacuations périodiques
que les femmes ?* Sanctorius affirme cette
évacuation, & d'autres Médecins sou-
tiennent le contraire. Cette question
fut proposée à Paris aux Ecoles de Médecine en 1764, par M. de la Pote-
rie, qui conclut affirmativement. Ce
Médecin, après avoir défini les évacuations périodiques, & avoir décrit
les principaux symptômes qui annoncent cet événement chez une jeune
fille, évacuations qu'il convient être
beaucoup plus sensibles chez les fem-

____

der le lit à chaque retour du flux menstruel ; s'ex-
posoit-elle aux impressions de l'atmosphère ; la suppression de l'écoulement excitoit un gonflement à la
poitrine, une oppression qui ne cédoit qu'aux
saignées, & aux remèdes employés pour rétablir le
cours ordinaire de la Nature.

mes que chez les hommes ; prétend que
ceux-ci, à cette différence & à la qualité des symptômes près, éprouvent
également tous les mois une évacuation critique, dont il cite une infinité
d'exemples. Entr'autres il rapporte ceux
d'un marchand de Leyde, qui, selon
Freind, avoit tous les mois une évacuation par les hémorrhoïdes ; d'un Ir-
landois par le bout du petit doigt ; de
différens sujets par les pores, ou par
le vomissement, ou par divers cou-
loirs. Boerhaave a observé que certains
maux de têtes périodiques ne recon-
noissoient pas d'autres causes.

Si l'on se rappelle que l'écoulement
périodique a pour cause première la
plénitude, on conviendra que chez les
hommes pléthoriques & oisifs, il doit
se faire une secrétion plus ou moins
considérable de l'humeur superflue, &
que sa suppression doit causer des ac-

-cidens, qui pour plusieurs raisons, seront moins graves que chez les femmes.

ON a vu quelques hommes avoir le
flux menstruel d'une manière bien marquée. Zacutus Lusitanus nous en a laissé
une observation très-singulière. C'est
celle d'un homme privé de barbe, &
qui tous les mois, éprouvoit durant
quatre ou cinq jours une hémorragie
assez considérable, par une partie point
du tout faite pour donner passage au
sang; & s'il arrivoit que cet écoulement se fit avec quelque difficulté,
des ressentimens de collique, un mal
de reins, une pesanteur extraordinaire,
l'avertissoient de recourir à une saignée
du pied, qui rappellant ce cours
étrange, dissipoit tous les accidens. (*a*)

[*a*] *Anecdotes de Médecine*, tom. II. Anecdote
CXXXIII.

Un berger étoit poſitivement dans le même cas, à cela près, qu'il approchoit davantage de la nature du ſexe, par un ſein auſſi beau, auſſi bien formé que celui d'une fille de vingt ans. Il n'étoit pas le ſeul de ſa famille qui offrît un écoulement auſſi ſingulier : ſon père & quinze frères participoient tous à ce merveilleux phénomène. [a] Il doit être très-rare, parce que chez les hommes le ſang circule plus librement que chez les femmes ; ayant le baſſin plus étroit & par conféquent peu de vaiſſeaux artériels qui s'y diſtribuent, la plénitude dans cette cavité n'eſt pas ordinairement conſidérable. S'il y a néanmoins trop de ſang, il gonfle, diſtend la veine *hémorrhoïdale interne*, & forme cette tumeur connue ſous le nom d'*hémorrhoïdes*, par

---

[a] *Journal de Médecine*, tom. V. pag. 280.

laquelle des hommes perdent chaque mois un fang épais & furabondant.

CETTE efpèce d'hémorhoïdes tient lieu du flux menftruel aux hommes qui ont les vaiffeaux mous & foibles, le fang épais, le tempérament lâche, fpongieux & gras ; qui font bonne chère, & mènent une vie trop fédentaire. Ils doivent fe garder de mettre aucun obftacle à cet écoulement qui les débarraffe d'un fang inutile, capable de caufer de grands ravages. Les Anciens ont appellé cette évacuation le *flux d'or*, & ce n'eft pas fans raifon, pour les avantages qu'il procure dans plufieurs circonftances.

STHAAL, d'après les Anciens & fur-tout d'après Hyppocrate, avoit bien reconnu l'efficacité des hémorrhoïdes dans plufieurs maladies, lui qui nous a laiffé des pillules connues fous fon nom, & dont la propriété eft de provoquer le flux hémorrhoïdal. Les Allemands & les peuples qui habitent le nord, font tellement convaincus de l'utilité des hémorrhoïdes, qu'ils ont des recettes dont ils ufent pour les faire fluer lorfqu'elles ne paroiffent pas. [a]

ON trouve dans les *Tranfactions philofophiques*, une obfervation qui fuffira pour démontrer le danger auquel on s'expofe en voulant s'oppofer à un écoulement quelconque, par lequel la fanté eft raffermie. Un jeune homme de vingt-quatre ans, avoit depuis fon enfance une hémorragie au pouce de la main gauche, d'où le fang fortoit régulièrement tous les mois, jufqu'à la

------

(a) On peut confulter à ce fujet, le *Traité de Médecine*, &c. par M. Robert, tom. II. chap. IV. Les obfervations que contiennent ce Chapitre font très-intéreffantes & appuient avec force ce que nous avons avancé.

quantité de quatre onces. A seize ans il en perdoit jusqu'à une demi-livre, & malgré cette perte, il se portoit bien, & ne se sentoit nullement affoibli. Enfin, à l'âge de vingt-quatre ans, il s'avisa d'appliquer un fer chaud sur son pouce, & par ce moyen arrêta le cours du sang; mais il lui en coûta cher. Depuis ce temps-là il ne s'est jamais bien porté; il est au contraire devenu sujet à des crachemens de sang qui ont épuisé ses forces, à de violentes coliques, à de grandes foiblesses & à plusieurs autres maladies. (*a*)

FAUT-IL conclure d'après ces faits, que les hommes sont sujets à une évacuation périodique comme les femmes? Je n'ose l'assurer, mais je crois que, vu notre manière de vivre actuelle,

______

(*a*) *Transactions philosophiques*, année 1701. *Voyez* aussi le même Recueil, année 1685.

chaque individu a besoin, sur-tout celui qui n'exerce point assez ses facultés corporelles, de se procurer de temps en temps une évacuation qui remette dans l'économie animale, l'équilibre nécessaire pour y maintenir le bon ordre. L'homme des champs, est celui de tous les hommes dans lequel cette évacuation doit être moins sensible. Parmi les artisans sédentaires elle est d'une nécessité absolue, & ils languissent si elle n'a pas lieu. Les hommes de Lettres, les gens du monde, les religieux, enfin tous les états dans lesquels on est presqu'inactifs, se trouvent dans le même cas que les artisans sédentaires. Si chaque individu s'attachoit à étudier ce qui se passe physiquement en lui, (& cette étude consiste dans une observation facile à faire) il découvriroit dans sa constitution les moyens de se fortifier le tempérament. Tel

homme, s'il y prend garde, s'apper-
cevra que les douleurs vagues dont il
se reffent certains jours du mois,
annoncent une évacuation quelconque
qu'il faut favorifer. Il en eft de même des affoupiffemens, des migraines,
des laffitudes, des éblouiffemens, aux-
quels d'autres perfonnes font fujettes
de temps en temps. Si, au lieu de fe
mettre au lit, de faire appeller le
Médecin pour ces légères indifpofi-
tions, on confultoit la Nature, tout
n'en iroit que mieux; car le lit fur-
tout, eft mortel aux hommes de nos
jours.......... Nous fommes heureux,
qu'à proportion que nous nous éloi-
gnons de la Nature, les véritables
Médecins en rapprochent les principes
de leur fcience !

En m'étendant un peu fur l'objet
dont il eft queftion, je ne crains pas
que l'on me reproche de m'être écarté

du plan que je me suis tracé. J'ai cru devoir parler des indispositions qui affectent les hommes, dès qu'elles sont relatives aux évacuations périodiques des femmes. Bien loin d'avoir approfondi cet objet, je ne l'ai qu'effleuré ; mais ce que j'en ai exposé donnera peut-être envie à quelques-uns de mes Lecteurs d'en savoir davantage. Ils n'auront pas besoin de livres pour cela ; ils trouveront dans l'étude de leur tempérament tout ce qu'ils peuvent désirer, & la cause de leurs indispositions une fois connue, il sera facile d'y remédier.

LES femelles des brutes ne sont point sujettes à un écoulement périodique ainsi que les femmes : (*a*) il n'est pas

----

[*a*] Il faut en excepter les femelles de quelques espèces de singes.

difficile d'expliquer pourquoi on obſerve cette différence. Les animaux ont
les vaiſſeaux de la matrice plus durs,
par conſéquent point aſſez dilatables
pour admettre plus de fluide qu'ils n'en
doivent recevoir. D'ailleurs, les animaux ſont preſque toujours dans une
ſituation horizontale qui doit occaſioner une circulation plus égale que dans
les femmes, dont la ſituation perpendiculaire détermine une plus grande
quantité de ſang vers les parties naturelles & en rend le retour moins
facile. Quoique les animaux en général prennent beaucoup de nourriture,
l'exercice qu'ils font, empêche qu'ils
n'aient une trop grande quantité de
ſang, & rien ne prouve mieux ce que
j'ai dit plus haut, en parlant des femmes dont les règles ſont trop abondantes, que ce qu'on obſerve dans les femelles des brutes. Il eſt très-rare qu'el-

les avortent, parce que les vaiſſeaux de la matrice n'ont pas à réſiſter auſſi fréquemment, à l'impulſion du ſang ſuperflu qui force & diſtend les vaiſ-ſeaux qui le contiennent.

Je terminerai ce Chapitre par une réflexion que m'a fait naître l'état mal-heureux dans lequel j'ai vu des jeunes filles lors de la première apparition des règles. On devroit, ce me ſemble, prendre quelques précautions, pour que ce premier écoulement du flux menſtruel, n'effrayât point celle en qui il ſe fait.

J'ai vu une jeune perſonne aux portes de la mort, faute d'avoir été prévenue ſur ce qui devoit lui arriver. Les Religieuſes qui l'environnoient m'avouèrent que des femmes impru-dentes s'étoient amuſées de ſon éton-nement, de ſa frayeur !..... L'infortunée vécut encore quatre ans, jouiffant à peine d'une fanté chancelante, & mourut des fuites cruelles d'une nouvelle fuppreffion caufée par la peur. Il n'eft pas de Médecins qui ne puiffe donner plufieurs obfervations femblables, & ces cataftrophes affligeantes ne doivent-elles pas dicter à une mère ce qu'il faut faire pour les prévenir? On dit tant de chofes inutiles aux enfans! que ne leur apprend-t-on ce qui doit fe paffer en eux aux approches de la Puberté! que ne les prévient-on par des éclairciffemens ménagés par la prudence, contre la furprife, la triftelfe, la frayeur, auxquelles font expofées les filles délicates & fenfibles, dans des momens critiques, qui peuvent influer fur le bonheur de leurs jours!

CHAPITRE X.

De la Génération.

ON ne préfumera pas que j'ai prétendu découvrir le myftère de la Génération : il eft encore voilé aux yeux des plus grands Phyficiens. [a]

L'UNIVERS fortant du cahos à la voix du Créateur, fut peuplé, (du moins le globe que nous habitons) d'animaux dont les efpèces fe font confervées par une fucceffion prodigieufe de générations. Le fpectacle le plus impofant, & la preuve la plus complette de l'exiftence de l'Auteur de la Nature, eft cette quantité étonnante d'ef-

[a] M. Bonnet, Préface des *Confidérations fur les Corps organifés.*

pèces dans le règne animal , multipliant les individus de chacune des claſſes qui le compoſent , avec cette proportion admirable , par laquelle chaque eſpèce ſe conſerve au milieu d'une deſtruction générale. L'eſpèce ſe conſerve tandis que l'individu meurt , parce que celui-ci , ne diſparoît qu'après avoir tranſmis , en quelque ſorte , ſon exiſtence ; c'eſt un tribut qu'il doit à la Nature , avant de rentrer dans la maſſe des êtres anéantis.

LA fonction par laquelle un individu produit ſon ſemblable , eſt ce qu'on appelle *reproduction* en général ; expreſſion qui peut s'appliquer aux animaux , aux végétaux , & que quelques-uns ont même cru devoir étendre au troiſième règne de la Nature. (*a*) La reproduction

____

(*a*) Parmi les Anciens , quelques-uns ont , au rap-

reproduction des animaux est ce qu'on appelle *Génération* ; elle demande absolument, dans presque tous les animaux, l'union du mâle avec la femelle. Je dis dans presque tous les animaux, parce qu'il en est quelquesuns qui se reproduisent sans que cette union soit nécessaire : la plupart des poissons, (quoique les deux sexes concourent à cette reproduction ,·) les pucerons, les polypes, (les derniers se multiplient même de bouture) prouvent qu'il peut y avoir quelques es-

---

port de Pline, que les pierres produisoient d'autres pierres. M. Peiresc, parmi les modernes, a renouvellé ce sentiment, & M. Tournefort l'a soutenu aidé de nombreuses observations ; il a même montré à l'Académie des Sciences , des morceaux de mines d'or, d'argent & de cuivre, d'une structure si singulière qu'il étoit difficile d'expliquer leur formation sans avoir recours à l'hypothèse des *germes.* Voyez à ce sujet l'*Histoire de l'Académie*, année 1702. *Idem*, 1708 & 1711. *Transactions philoso-phiques*, 1684.

II. Partie.   Y

pèces d'animaux, où l'union des sexes n'est pas nécessaire à la reproduction.

L'ACCOUPLEMENT de l'homme avec la femme, absolument nécessaire pour que la génération ait lieu, produit un individu qui sera l'un ou l'autre; mais qu'est-ce qui le produit particulièrement cet individu? Étoit-il dans la liqueur que le mâle a dardé pendant la copulation? Cette liqueur a-t-elle trouvé dans la matrice un œuf prêt à être fécondé? La femme en partageant les transports de l'homme, a-t-elle mêlé à l'humeur séminale de celui-ci, un fluide capable de produire un être organisé comme elle?

CES questions doivent rester insolubles tant que les plus grands Physiciens ne s'accorderont pas sur l'essence absolue de la liqueur séminale; & ce que j'ai exposé ailleurs, démontre combien les sentimens sont partagés à ce

fujet. C'eſt néanmoins de cet accord
unanime, que dépend la connoiſſance
préciſe de notre origine. Si l'homme
eſt contenu dans un œuf dépoſé dans
les ovaires, le ſyſtéme des molécules
organiques s'écroule ; mais auſſi que
l'on démontre que la femelle ne contient pas d'œufs, il faut alors abandonner les ovaires, reconnoître en leur
place des teſticules qui, comme dans
le mâle, filtrent & préparent une véritable ſemence. Il faut enſuite ſuppo-
ſer dans ces ſemences, ou l'homme
tout entier, ou ſeulement des parties,
qui, en s'uniſſant les unes aux autres,
concourent à former un animal ſemblable à celui à qui appartient la liqueur. L'homme nage-t-il dans cette
liqueur tout formé ? Dans ce cas, d'où
vient-il ? Où étoit-il lorſque les particules du fluide ſéminal étoient encore
dans le germe des alimens que la terre

Y ij

renfermoit dans son sein ? Ce fluide est-il composé d'une infinité de molécules vivantes, qui, par une force que nous ne connoissons pas, s'assimilent entr'elles, & parviennent à former un tout organisé ?..... J'aimerois encore mieux que l'homme sortît entièrement formé des mains du Créateur, que d'avoir à expliquer d'une manière convaincante l'arrangement de toutes ces parties. Je pourrois éblouir les hommes qui, dans l'animal, ne voient que l'extérieur ou à peu près ; mais je n'oserois dire à l'Anatomiste, cet étonnant appareil de fibres, de membranes, de vaisseaux, de ligamens, de tendons, de muscles, de veines, d'artères, &c. qui entrent dans la composition du corps d'un animal ; la structure, les rapports, & le jeu de toutes ces parties ; ce Tout, aussi composé, aussi lié, aussi harmonique ; tout

Cela est formé par le simple concours des molécules mues ou dirigées suivant certaines loix à nous inconnues.

Ce qui se passe durant l'union des sexes, ne nous met guères plus à portée de découvrir le mystère de la génération que les systêmes, parce que ce n'est pas dans l'extase du plaisir que l'homme observe, & quand même il le pourroit faire, il n'en seroit pas plus avancé, à cause des bornes qui arrêteroient nécessairement ses opérations. Je crois néanmoins, qu'il en est des découvertes à faire sur cet objet, comme de celles qui se font sur l'agriculture. Un Philosophe bâtit une hypothèse dans le fond d'un cabinet, tandis que c'est *sur le fait* qu'il faut tâcher de prendre la Nature. L'homme qui observe ira plus loin que celui qui s'attache à donner un systême. (*a*) Il

____

(*a*) » Il y a deux classes de savans; il y en a qui

y a plus ; un feul homme n'eft pas en
état de faire des obfervations, fur lefquelles on puiffe raifonnablement
compter. Je voudrois, fi la manière
dont fe fait la génération importe à
favoir pour le bonheur des hommes,
& l'on peut en douter ; je voudrois,
dis-je, que tous fuffent admis à donner
les découvertes qu'ils auroient pu faire.
On m'objectera, qu'il en eft peu en
état de s'attacher à ces objets..... Il en
eft affez pour renverfer toutes les hypothèfes des Philofophes, fi on pouvoit
interroger les hommes fur les remar-
ques qu'ils ont pu faire, ou qu'ils feroient dans la fuite fur les *données* qui
leur feroient communiquées.

» obfervent fouvent fans écrire ; il y en a auffi qui
» écrivent fans obferver. On ne fauroit trop aug-
» menter la première de ces claffes, ni peut-être
» trop diminuer la feconde. Une troifième claffe
» eft plus mauvaife encore, c'eft celle qui obferve
» mal. » *Lettre de* M. de Haller à M. Bonnet.

On fauroit bientôt par ce moyen, si la liqueur que répandent les femmes eft effentielle à la génération, & tel Phyficien feroit obligé de bâtir un autre fyftême, s'il s'appercevoit que la plupart des femmes qui facrifient à l'amour par obéiffance, fans partager en aucune façon la volupté, font celles à qui l'état a le plus d'obligation. On fauroit auffi alors, dans quelle circonftance les époux réuffiffent le mieux dans ce qu'ils entreprennent. On fauroit, par exemple, en fuppofant l'émiffion des deux côtés, s'il eft néceffaire qu'elles fe faffent en même temps; & pourquoi certains époux égoïftes dans la jouiffance, ne laiffent pas de rendre leurs femmes fécondes, quoiqu'ils s'occupent très-peu du plaifir qui n'eft pas le leur. On fauroit encore, & il faut avouer que ceci chagrineroit fort les auteurs de certains fyftêmes; on

Y iv

fauroit, dis-je, qu'il y a des femmes
ardentes au plaifir, qui n'ont pu concevoir que dans certains momens où
elles ne defiroient rien moins que les
careffes d'un époux, auxquelles même,
elles n'ont répondu en aucune manière
que ce puiffe être.... On fauroit enfin
comme Socrate, que l'on ne fait rien ;
il faudroit recommencer des fyftêmes
nouveaux, ou du moins beaucoup re-
toucher les anciens pour les accorder
avec les obfervations faites par des
hommes de l'art.

C'EST alors qu'on pourroit appliquer
à la génération, ces paroles de M.
Scheuchzer. « On s'eft trop preffé de
» bâtir des fyftêmes, les expériences
» font les matériaux des fyftêmes ; il
» faut en avoir fait une infinité pour
» en bien fonder un ; agir autrement,
» c'eft bâtir fans matériaux.... Mul-
» tiplions les expériences, on pourra

» penſer à un ſyſtéme de phyſique,
» quand on aura une Hiſtoire Natu-
» relle complette. (a) Nous ſommes
» obligés, diſoit il y a long-temps M.
» de Fontenelle, à ne regarder pré-
» ſentement les ſciences que comme
» étant au berceau, du moins la Phy-
» ſique..... Il faut que la Phyſique
» *ſyſtématique* attende à élever des édi-
» fices, que la Phyſique *expérimentale*
» ſoit en état de lui fournir les ma-
» tériaux néceſſaires..... Nul ſyſtême
» général, de peur de tomber dans l'in-
» convénient des ſyſtêmes précipités,
» dont l'impatience de l'eſprit humain
» ne s'accommode que trop bien, & qui
» étant une fois établis s'oppoſent aux
» vérités qui ſurviennent. » (b)

---

[a] Voyez l'Ouvrage de M. Scheuchzer ſur les *Plantes avant le déluge*; les *Mémoires de Trévoux*, Janvier 1713.

(b) *Hiſtoire de l'Académie des Sciences.* Voyez la Préface.

Y v

QUE l'on ne m'objecte pas, qu'il y a aſſez long-temps que les hommes s'exercent ſur la génération, pour qu'on puiſſe en expoſer le myſtère avec la certitude de l'avoir développé : je répondrai, que nous ſommes très-éloignés d'en ſavoir ſuffiſamment, même pour hazarder des opinions. On ne ſait encore lequel de l'homme ou de la femme contribue immédiatement à la génération ! On n'eſt pas ſeulement d'accord ſur cette queſtion ; *la femme a-t-elle une ſemence particulière ou non ?*

EN jettant un coup d'œil ſur quelques-uns des ſyſtêmes que la vanité d'expliquer toutes les opérations de la Nature a fait imaginer aux hommes, on verra combien les idées ſe ſont changées à la création de chacun de ſes ſyſtêmes, & ſi nous ſommes beaucoup plus avancé aujourd'hui qu'on l'étoit

du temps d'Ariſtote, relativement à
la génération.

Ce Philoſophe, (*a*) avoit adopté le
ſyſtême qui admet l'homme ſeul comme le principe de la génération, en
y fourniſſant la liqueur prolifique; liqueur qui, ſelon lui, ne ſe trouve pas
dans la femme, ou du moins n'y ſert
à rien pour la formation du fœtus.
C'eſt le ſang menſtruel qu'Ariſtote regarde comme néceſſaire dans la femme
pour la génération; il ſert à la formation, au développement & à la nourriture du fœtus, mais le principe effi-
cient exiſte ſeulement dans la liqueur
du mâle, laquelle n'agit pas comme
matière, mais comme cauſe. (*b*)

______

(*a*) *De Gener.* Lib. i.

(*b*) *Hiſtoire Naturelle*, tom. IV. Ariſtote, *Hiſt.
Anim.* lib. VII. cap. XVII. *De Generat. Animal.*
lib. II. cap. IV.

UNE partie des philosophes qui ont suivi le sentiment d'Aristote, ont cherché, comme Avicenne, des raisons pour prouver que les femelles n'avoient point de liqueur prolifique, & ils ont absolument regardé le sang menstruel comme la seule liqueur fournie par les femelles pour la génération. La semence du mâle n'a été regardée par eux que comme un agent capable de communiquer aux menstrues, un mouvent d'où naissoit un individu. Quelques-uns ont avancé, que le sang menstruel suffisoit pour la formation de l'animal, & que la semence de l'homme lui donnoit la vie ; qu'en un mot, cette liqueur contenoit l'ame, & que c'étoit l'homme qui la transmettoit au fœtus.

HIPPOCRATE en rejettant l'opinion de ceux qui l'avoient précédé, opinion dans laquelle l'homme avoit seul tout l'avantage, puisque la femme étoit destinée à donner seulement le lieu où l'embryon devoit être déposé ; Hippocrate, dis-je, a cru que le concours & le mélange des deux semences étoit absolument nécessaire à la formation du fœtus. Il fondoit son assertion sur les raisons suivantes.

1.º LA femme rend de la semence comme l'homme.

2.º ELLE ressent la même volupté.

3.º LA tendresse pour les enfans est égale des deux côtés.

4.º LES enfans ressemblent, non seulement au père, mais aussi à la mère par la figure & le caractère. (*a*)

CE systême, beaucoup plus suivi que celui d'Aristote, puisqu'il a passé jusqu'à nous, & qu'il trouve encore

____

(*a*) Hipp. Lib. *De Genitura.*

des sectateurs, est posé, comme on peut le voir par les assertions, sur des fondemens qui ne sont point inébranlables, puisque les modernes les ont renversés pour établir une nouvelle théorie. Hippocrate, croyoit aussi que les enfans mâles provenoient de la liqueur préparée dans le testicule droit chez l'homme, & dans les ovaires du même côté dans la femme ; & qu'au contraire, les femelles tiroient leur origine de ces mêmes parties situées au côté gauche.

UNE observation faite par M. Belhing en 1736, favoriseroit singulièrement le systême d'Hippocrate, si d'autres observations ne la rendoient sans conséquence. Dans une femme morte en travail d'enfant, après avoir donné neuf garçons sans jamais avoir eu de filles, on trouva l'ovaire droit en très-bon état, le gauche au contraire, maigre & flétri, ne paroissoit qu'un

tiffu de membranes defféchées. (*a*)
A l'égard des hommes, on fait , & je
l'ai dit ailleurs, que celui qui eft privé
d'un tefticule peut engendrer également
ment des mâles & des femelles. Cyprianus parle d'un fœtus animal qu'on
fut obligé de retirer de la trompe droite
de la mère qui furvécut à cette opération, & qui l'année fuivante eut deux
gémeaux, un mâle & une femelle ; cependant, il y a tout lieu de préfumer
que l'opération avoit détruit l'ouverture de la trompe droite. Ainfi le
fyftême d'Hippocrate qui affigne un
côté propre à chaque individu du fexe
différent , ne peut trouver aucun appui

(*a*) *Differtation Chirurgicale , donnée à Altorf le
20 Décembre 1736*, par M. Belhing , fur une matrice
qui s'eft ouverte dans les douleurs de l'accouchement.
Voyez *la Collection des Thèfes Medico-Chirurgicales*,
&c. recueillies & publiées par M. le Baron de
Haller , & rédigées en François par M. Macquart,
tom, II,

dans l'obſervation précédente.

HARVEY prétend , d'après ſes obſervations , que l'homme & tous les animaux viennent d'un œuf : la ſeule différence qui ſoit entr'eux, eſt que les uns ſortent de la mère encore contenus dans leur coquille , & que les autres prennent leur origine , acquièrent leur accroiſſement , & arrivent à leur développement entier avant de ſortir de la matrice. Tous les animaux femelles ont des œufs dans leſquels eſt une liqueur cryſtalline où ſe commence la formation de l'animal. On verra par la ſuite , que pluſieurs phyſiciens croient que le fœtus eſt contenu tout formé dans l'œuf, & que la génération n'eſt qu'un développement ſucceſſif des parties de l'animal , occaſioné par l'action du fluide ſéminal. Mais Harvey n'eſt pas de ce ſentiment. La génération , felon cet Anatomifte , eft l'ouvrage de la matrice ; jamais il n'y entre de femence du mâle, la matrice conçoit le *fœtus* , par une efpèce de contagion que la liqueur du mâle lui communique ; la femelle eft rendue féconde par le mâle, comme le fer, après qu'il a été touché par l'aimant, acquiert la vertu magnétique ; enfin, Harvey, défefpérant de donner une explication claire & diftincte de la génération, compare la matrice fécondée au cerveau. *L'une conçoit* , dit-il, *le fœtus , comme l'autre les idées qui s'y forment* ; explication étrange , s'écrie M. de Maupertuis, & qui doit bien humilier ceux qui veulent pénétrer les fecrets de la Nature! (a)

LA découverte des œufs excita une vive fermentation parmi les Naturalif-

____

(a) *Vénus phyfique.* Chap. VIII.

tes. Stenon prétendit en avoir vu le premier ; Graaf & Svammerdam lui difputèrent cette gloire. M. de Buffon dit que la plupart des Anatomiftes donnèrent aux tefticules de la femme le nom d'*ovaires* , & aux véficules qu'ils contiennent le nom d'*œufs*. Nous avons déjà vu que les œufs n'entrent pour rien dans le fyftême de ce Naturalifte célèbre. Quoiqu'il en foit, ces Anatomiftes virent les œufs comme la caufe première de la génération. Dans le même ovaire ces œufs font de différentes groffeurs : les plus gros dans les ovaires des femmes ne font pas de la groffeur d'un petit pois ; ils font très-petits dans les jeunes perfonnes de quatorze ou quinze ans : quelques Auteurs ont même affuré d'après des obfervations , que les filles lafcives imitent quelquefois les poules , qu'elles font des œufs ; & qu'il fuffit d'une penfée amoureufe pour ébranler ces petits œufs, les détacher, les faire tomber. (*a*) Ces œufs font petits, inféconds, mais l'âge & l'ufage des hommes les fait groffir; on en peut compter plus de vingt dans chaque ovaire ; ils y font fécondés par la partie fpiritueufe de la liqueur que répand l'homme durant la copulation ; enfuite ils fe détachent & tombent dans la matrice par les trompes de *Fallope* : ainfi le fœtus eft formé de la fubftance intérieure de l'œuf, & le *placenta*, de la matière extérieure.

VALLISNIERI a effayé de renverfer le fyftême des œufs, tel qu'il eft ici préfenté, en foutenant que les véficu-

---

(*a*) Voyez les *Commentaires de M. de Haller fur Boerrhave*, tom. V, part. II. La *Bibliothèque raifonnée des Ouvrages des favans*, pour les mois de Janvier, Février & Mars, ann. 1751, art. XIII.

les qu'on trouve dans les testicules
de toutes les femelles ne sont pas des
œufs, qu'elles ne sont autre chose que
les réservoirs d'une lymphe ou d'une
liqueur qui doit contribuer, dit-il, à
la génération & à la fécondation d'un
autre œuf ou de quelque chose de semblable à un œuf, qui contient le fœtus
tout formé. Malpighi , s'est trouvé
d'accord avec Vallisnieri sur les testicules des femmes. Mais ce qu'il y a
de singulier, c'est qu'après beaucoup
d'observations , Vallisnieri conclut
que l'ouvrage de la génération se fait
dans les testicules de la femelle, qu'il
regarde toujours comme des ovaires,
dit M. de Buffon, quoiqu'il n'y ait
jamais trouvé d'œufs, & qu'il ait démontré au contraire que les vésicules
ne sont pas des œufs. (a)

____

(a) *Histoire Naturelle*, tom. V.

CES contrariétés n'empêchent pas Vallifnieri de croire à la préexiftence des germes dont j'ai déjà parlé, & d'avancer avec beaucoup d'autres phyficiens, que dans l'ovaire de la première femme étoient contenus les œufs de toute la race humaine, jufqu'à l'extinction de l'efpèce.

ON a oppofé au fyftême des œufs, celui des animalcules, ou animaux fpermatiques, que tant d'obfervateurs affurent avoir découverts dans la liqueur féminale des deux fexes. Je ne répéterai point ici ce que j'ai expofé au fujet des animalcules, ou animaux fpermatiques, au chapitre où j'ai parlé *de la Liqueur Séminale.* [a] Je vais feulement expofer, en peu de mots, comment un célèbre Médecin [b] ex-

---

[a] Voyez le chapitre VII de ce volume.
[b] Feu M. Aftruc Profeffeur au Collége Royal.

pliquoit l'hypothèfe de la génération, par *les vers fpermatiques.*

Il faut admettre dans la femence du mâle ces petits animaux contre l'exiftence defquels on peut former les objections les plus fortes. Il faut encore admettre dans la femelle, des œufs pour y recevoir le ver contenu dans la femence du mâle, & alors tout paroîtra favorable à l'hypothèfe dont il eft queftion.

L'œuf ou la véficule fournie par la femme, comprend tout l'*arrière-faix*, c'eft-à-dire, le *placenta*, & les enveloppes du fœtus. Le ver fourni par l'homme, fait proprement le fœtus, & la femme fournit le nid. Dès que l'accouplement a été fait, que la femence a été reçue, la matrice fe refferre. La femence qui s'y trouve contenue, n'y refte pas long-temps, elle eft abforbée par les pores, ou plutôt par les vaifseaux lymphatiques en grand nombre, qui sont destinés à pomper les liqueurs; elle pénètre dans le sang, & il n'en reste aucune parcelle dans la matrice. Comment peut donc se faire la génération ? Le voici.

La semence disparoît, elle est absorbée, mais les vers spermatiques ne le sont pas; ils restent dans la matrice, & s'y conservent, parce que la substance de ce viscère & sa température sont à peu près analogues à celles des testicules. Il ne faut pas croire que la semence de l'homme devienne inutile après avoir transmis dans la matrice les vers spermatiques ; cette liqueur après avoir pénétré les voies de la circulation, & avoir parcouru toutes les parties du corps, doit nécessairement être portée dans les ovaires, pour féconder les œufs & les faire croître. Dès que ceux-ci sont pénétrés, il s'y fait un mouvement d'oscillation ou de fermentation, qui occasionant un gonflement de l'ovaire, la crevera vers la partie la plus mince, ou plutôt l'ouvrira du côté qui est tourné vers l'entonnoir des trompes. On conçoit aisément, qu'alors quelques-unes des vésicules doivent se détacher de l'ovaire & tomber dans la trompe. Si une seule se détache il n'y aura qu'un fœtus, il y en aura deux dans certaines circonstances, & ainsi du reste. Cette vésicule étant arrivée à la matrice, nagera dans la sérosité lymphatique qui s'y est arrêtée depuis que l'orifice est fermé, & elle y nagera de façon que la partie qui est la plus pesante sera en bas, & la plus légère en haut ; & il est vraisemblable que cette partie sera destinée à former le *placenta*. La vésicule nageant dans la matrice, se trouvera bientôt entourée par un grand

grand nombre de petits vers qui ten-
dront à s'y introduire, & il n'y en
aura qu'un feul qui s'y introduira. Mais
il ne faut pas croire qu'il s'y intro-
duife à l'aveugle, ni au hazard ; cette
introduction fera facile à concevoir,
fi l'on veut fuppofer dans la véficule,
une cavité proportionnée au corps du
petit animalcule ; par exemple un petit
trou à *foupape* ; dès que le ver fera
entré dans la cellule, la foupape fup-
pofée fe fermera, & les autres ver-
miffeaux en feront exclus ; ils ne pour-
ront pas même y tenir. Voilà le petit
ver dans l'enveloppe, & la fécondation
achevée. L'enveloppe augmente infenfiblement par la nourriture qu'elle reçoit, & en continuant de s'accroître,
elle remplit la cavité de la matrice où
le *placenta* s'attache.

BOERRHAVE, qui d'après la prétendue découverte des animalcules ou

vers spermatiques, enchérit encore sur Leuwenoeck & Hartsocker, enjoliva l'hypothèse dont il est question. Les animalcules, parvenus dans la trompe, se déclarent une guerre ouverte ; ils s'y battent, & le plus fort après avoir jonché de morts le champ de bataille, tout glorieux de son triomphe, & resté seul pour en jouir, va détacher l'œuf qu'il conduit dans l'*uterus.*

CETTE hypothèse ingénieuse des vers spermatiques, telle que M. Astruc la présentoit, a dû coûter beaucoup à son inventeur ; mais aussi il a eu l'avantage de pouvoir s'appuyer sur des observations, qui en quelque manière étoient des preuves, en supposant que ces observations fussent regardées comme incontestables. Harvey, dit avoir ouvert des biches une heure après l'accouplement, & n'avoir point trouvé de semence dans la matrice ; cependant les biches ne manquent jamais de concevoir. La femence ne reste donc pas dans la matrice après l'accouplement. Pourquoi les vers y restent-ils ? Il est croyable selon le Docteur Crarden, que les pores qui peuvent admettre la femence, ne peuvent laisser passer les vers. La preuve que la femence entre dans le sang, est sensible par le changement qui arrive dans la chair & au lait des femelles qui ont conçu. La chair de chèvre, par exemple, sent le bouc: elle prend donc un mauvais goût du mélange des parties de la femence, qui ayant été reçue dans le sang, circule avec lui dans tout son cours.

EN adoptant cette hypothèse, il faut s'attendre à l'objection dont j'ai déjà parlé : pourquoi tant d'animaux inutiles ? Quelle dépense superflue ! On répond à cette difficulté, en disant : est-ce à l'homme de vouloir mesurer les desseins de DIEU dans ses ouvrages ? Cette réponse est pieuse ; mais elle n'est pas satisfaisante dans une hypothèse où l'on doit tout expliquer, ou abandonner le système.... J'ai connu un Religieux de l'Ordre de *Saint François* qui, essayant de faire un nouveau système sur le *Monde* planétaire, lorsqu'il se trouvoit forcé dans ses retranchemens par des objections trop fortes, admettoit à chaque planette un Ange, auquel l'Auteur de la Nature avoit donné des ordres dès le commencement du monde, & tracé le chemin qu'il devoit tenir tout le temps que l'univers existeroit.

DANS le système mixte des vers & des œufs, on fait encore des objections contre la ressemblance des enfans, tantôt au père, tantôt à la mère. Il semble que l'enfant devroit toujours reſſembler au père, ſi l'on n'admet que les vers pour la génération ; ou bien à la mère, ſi l'on n'admet que les véſicules. A l'égard de la première reſſemblance, on y répond en ſuppoſant que tous les vers ont la même conformation, le même moule, la même marque que l'homme dont ils proviennent : voilà la reſſemblance du père. De l'autre côté, on ſuppoſe que la cellule de l'œuf repréſente en petit la conformation du viſage de la mère ; & il eſt aiſé, à l'aide de ces deux ſuppoſitions très-gratuites, d'expliquer le méchaniſme de la reſſemblance, en admettant néanmoins encore une autre ſuppoſition, ſavoir : que preſque tous les garçons reſſemblent à la mère, & les filles au père. Les vers mâles ſont plus gros que les vers femelles ; ainſi celui qui s'eſt gliſſé dans l'œuf, doit naturellement y conſerver ſa forme

Z iij

primitive, & tenir de l'animal d'où il vient. Qu'on s'imagine une figure toute faite, & qui eft mife dans un moule. Si le ver remplit exactement fa cellule, il perdra beaucoup de fon empreinte primitive ; & adaptant fa furface avec l'empreinte de la mère imprimée dans l'œuf, l'enfant reffemblera à la mère, &c. &c.

MAIS auffi, comme le prétend M. de Buffon, fi en général les garçons reffemblent plus au père, & les filles à la mère, l'explication des reffemblances, par le fyftême des vers, porte à faux, & le fyftême aura beaucoup de difficultés à fe foutenir.

M. le Camus a préfenté auffi un fyftême fur la génération, (a) & fuivant ce Médecin, la formation des

____

(a) *Mémoires fur divers fujets de Médecine* 1760. *Mémoire premier.*

animaux étant la même que celle des végétaux, ils se reproduisent de graine les uns comme les autres. Le cerveau est, dans les premiers, la source de leur fécondité ; il n'est qu'une graine *animo-végétale*, qui contient le principe générateur de tous les animaux. Il produit de petits êtres animés, comme les graines produisent de petites plantes.

LA semence est, selon M. le Camus, composé de petits cerveaux émanés du grand cerveau de l'animal. Une goutte de la liqueur prolifique injectée dans la matrice, s'y gonfle & ne présente d'abord qu'un petit cerveau, ou une tête, d'où doivent sortir les extrêmités comme autant de branches, à peu près comme les lobes d'une féve se gonflent d'abord, pour pousser ensuite la tige & les racines. Ces petits cerveaux se rendent aux testicules par le moyen des nerfs, & il faut nécessairement, en

ſuivant ce ſyſtême, que le grand cer‑
veau, ainſi que la graine des végétaux,
ſoit compoſé de petits embryons, qui
attendent une place convenable pour
s'y développer; car je ne crois pas que
l'Auteur du ſyſtême penſe, comme
Harvey, que la génération ſoit l'ou‑
vrage de la matrice. Le public ne re‑
cevra jamais une hypothèſe favorable‑
ment, lorſque l'Auteur ſera forcé de
recourir à la métaphyſique pour ex‑
pliquer les opérations de la Nature.

UN Syſtême ſur la Génération, qui,
à bien des égards eſt très-ingénieux,
eſt celui du célèbre M. de Buffon. De
ſavans Phyſiciens l'ont combattu,
parce qu'il ne s'accordoit pas avec leurs
ſentimens; mais il n'en doit pas moins
être regardé comme l'ouvrage d'un eſ‑
prit ſublime, éclairé, & dont les écarts
même annoncent l'imagination la plus

féduifante, & la plus capable d'entraî-ner le lecteur.

ON a déjà dit que M. de Buffon, voit dans la Nature une matière commune aux végétaux & aux animaux, compofée de *particules organiques*, vivantes, primitives, incorruptibles & toujours actives. Le mouvement de ces particules peut être arrêté par les molécules les plus groffières des *mixtes* ; mais dès qu'elles parviennent à fe dégager, elles produifent par leur réunion, les différentes efpèces d'êtres organifés qui figurent dans le monde. Cette matière, répandue par-tout, fert à la nutrition & au développement de tout ce qui vit ou végète. Le furplus de ce qui eft néceffaire pour produire cet effet, eft renvoyé de toutes les parties du corps dans un réfervoir commun, où il fe forme en liqueur. Les organes de la génération font ce réfervoir. La

Z v

liqueur féminale contient toutes les molécules analogues au corps de l'animal, & dépofée dans la matrice, elle produit un petit être entièrement femblable au *moule intérieur* dont les molécules faifoient partie.

IL n'y a point, felon le nouveau fyftême, de germes préexiftans. La formation de l'animal eft le produit d'une force inconnue, qui, comme celle de la pefanteur, pénètre toute la maffe. La loi fondamentale de cette force, eft que les molécules organiques qui ont le plus de rapport entr'elles, s'uniffent plus étroitement. Dans l'union des deux individus, la liqueur que fournit le mâle, fe mêle avec celle que fournit la femelle, & ces deux liqueurs n'en forment plus qu'une feule. Les molécules analogues, ou correfpondantes de cette liqueur, tendent à fe rapprocher, & à s'unir en vertu de leurs rapports. Et comme ces molécules ont été renvoyées des différentes parties de chaque individu où elles se font pour ainsi dire moulées, elles conservent dans la liqueur séminale, une disposition à représenter ces mêmes parties. De-là résulte la formation de l'embryon. A l'égard de la différence du sexe, si dans la copulation, les molécules fournies par le mâle surpassent en nombre & en activité celles que fournit la femelle, l'embryon qui en provient est un mâle, & tout le contraire, si c'est la femelle qui a l'avantage dans l'acte d'où résulte la génération. De-là, la ressemblance plus ou moins marquée des enfans au père ou à la mère. (a)

Au moyen de ce syſtême, l'Auteur

____

(a) Voyez l'*Histoire Naturelle*, tom. III. chap. II. III. IV. VI. VII. VIII. tom. IV. chap. X. XI. & la suite du volume.

donne des explications des différences qui s'obfervent dans la génération, non-feulement de l'homme, mais encore dans celle des animaux de toutes les claffes, &c. &c.

ON doit diftinguer parmi les favans qui ont combattu le fyftême que je viens d'expofer, le célèbre M. de Haller & M. Bonnet. L'amour feul de la vérité a conduit ces deux hommes eftimables, & on s'en apperçoit à la manière avec laquelle ils propofent leurs objections. Le premier ne convient pas de la réalité des molécules organiques; il paroît croire que ce font de véritables animaux, mais qui n'ont directement aucune influence, proprement dite, fur lá génération. (a) Ne feroit-il pas poffible, dit M. le Baron

____

(a) M. de Haller combat l'opinion de M. de Buffon dans une Préface qui eft à la tête du fecond volume de la traduction allemande de l'*Hiftoire Naturelle.*

de Haller, que ces animaux ne fuſſent autre choſe que des infectes qui naiſ-ſent dans tous les ſucs pourris ? Et ne les trouve-t-on pas en grande quanti-té dans la liqueur ſéminale, préciſément parce que les véſicules de la liqueur ſé-minale & le voiſinage des gros inteſtins, ſont la ſituation la plus propre à la pour-riture ? Si ces vers exiſtent, comme en paroît être perſuadé M. de Haller, on voit s'évanouir les molécules organiques ſur leſquelles M. de Buffon a établi ſon hypothèſe.

Le premier fait encore une objec-tion ſur la reſſemblance des enfans à leurs pères, & cette objection eſt forte, car M. de Haller nie tout court cette reſſemblance. Si je prouve ce point, dit-il, les enfans ne ſeront plus les images de leurs pères, & le reſte de l'édifice tombera de lui-même. Omet-tons que ſur les exemples qu'on peut alléguer d'enfans qui ont reſſemblé à leurs pères, il y en a toujours un grand nombre qui n'en ont eu ni traits, ni reſſemblance. Je vais plus loin dans mes idées : il n'y a point d'homme, qui par la ſtructure intérieure de ſon corps reſſemble à un autre, & par conſéquent point d'enfans qui reſſemble à ſon père. C'eſt l'anatomie ,, continue M. de Haller, qui m'a inſtruit d'une ſi fâcheuſe vérité, qui n'a que trop multiplié mes travaux. Si les hommes ſe reſſembloient, on n'auroit beſoin que d'une ſeule deſcription, & d'une ſeule repréſentation des artères de la main ; par exemple : ſi une fois ces deſſeins reſſembloient à l'original, ce ſeroit pour toujours. Mais la Nature eſt bien éloignée d'une uniformité auſſi avantageuſe ; il n'y a jamais eu deux hommes dont tous les nerfs, toutes les artères, toutes les veines & même tous les os ,

n'aient été infiniment différens. Après
avoir fait cinquante defcriptions des
artères du bras, de la tête ou du cœur,
je les ai trouvées toutes les cinquante
entièrement différentes.... Cette variété
règne dans toute la Nature : jamais
plante n'a été femblable à celle dont
elle a été la graine ; ce qui cependant,
felon M. de Buffon, devroit parfaitement avoir lieu, puifqu'il n'y a point
ici de mélange des liqueurs féminales
du mâle & de la femelle, dont l'une
eut pu troubler l'autre...... L'enfant
n'eft donc pas l'image de fon père : s'il
l'étoit, pourroit-il avoir des parties
dont fon père eft privé ? Il eft conftant
chez les Anatomiftes, que mille & mille
millions de vaiffeaux fe trouvent encore dans le fœtus qui ne font plus
dans les perfonnes adultes & nubiles.
Le fœtus a deux artères ombilicales,
une veine du même nom, un ouraque,

un *thymus*, un trou ovale, & quan‑
tité d'autres parties dont son père est
privé : il a un double rang de dents,
pendant que son père n'en a qu'un
simple.

MAIS l'anatomie, dit encore M.
de Haller, n'est pas une lumière qui
brille pour tout le monde : allumons
donc le flambeau de la Nature, qui
jette des rayons sur les yeux les moins
savans ; considérons un Hottentot, qui
n'a plus qu'un testicule ; un Suisse,
auquel, pour les descentes si commu‑
nes dans ce Peuple laborieux, l'on a
coupé dans la jeunesse l'un des testi‑
cules : cela s'est fait long-temps avant
le temps que, selon M. de Buffon
même, les particules abondantes soient
renvoyées pour former une liqueur
séminale. Mais ce Hottentot, ce Suisse,
engendre des enfans, qui ne sont pri‑
vés d'aucunes parties, & qui ont les

deux testicules. Un homme qui a perdu une main , une jambe , un œil, ne laisse pas d'engendrer des enfans accomplis. Si M. de Buffon étoit tenté d'attribuer à la mère cette main , & cet œil de l'enfant , qui manquent au père ; du moins le testicule seroit hors du pouvoir de la mère, & il ne resteroit plus rien à M. de Buffon , que d'avoir recours à un adultère universel chez toutes les nations : accusation trop dure & trop pêu vraisemblable.

A ces faits, M. de Haller joint ceux qui démontrent qu'un père boiteux , difforme & défiguré , engendre des enfans sains, dont l'épine du dos n'a pas la moindre ressemblance avec celle du père ; qu'une chienne enfermée avec un seul mâle , privés tous deux d'oreilles, font des petits avec des oreilles complettes , &c.

UNE autre objection à faire contre

le syftême combattu par M. de Haller,
porte fur l'arrangement des molécules
organiques analogues, pour fe raffem-
bler & concourir à la formation de
telle ou telle partie. Quand même nous
fuppoferions pour un moment , dit ce
célèbre Anatomifte, que les images des
inteftins, des yeux, des oreilles, puiffent s'affembler dans la liqueur féminale ; quand même nous fuppoferions
qu'ils y confervent la reffemblance du
corps, dont ils tirent leur origine : nous
verrions cependant ces particules organifées nager fans ordre dans la liqueur
féminale ; & M. de Buffon n'a point
encore fait connoître la caufe qui les
met en ordre , qui joint les particules
de l'œil du père avec les particules de
l'œil de la mère, les droites avec les
droites , & celles du côté gauche avec
celles du côté gauche ; qui place les
particules de l'oreille en leur lieu &

dans leur diftance convenable ; qui mefure avec exactitude la fituation & la proportion de toutes les parties ; qui ajufte mille & mille moitiés féparées d'artères, pour en faire un canal complet, qui fe continue felon la longueur du corps ; en un mot, qui ordonne le corps humain de façon que jamais un œil s'aille attacher au genou, qu'une oreille ne puiffe fe coller à la main, & qu'un doigt du pied n'aille jamais s'égarer au col, &c. &c.

JE ne faurois imaginer, continue M. de Haller, qu'il puiffe y avoir entre les particules organifées de la liqueur féminale, une différence, une forme qui les diftingue les unes des autres, & qui fépare les élémens du pied, des élémens de l'œil ; & quand même je fuppoferois que des veines & des nerfs *microfcopiques* nageaffent dans la liqueur féminale, je ne trouverois cependant pas de force dans la Nature qui pût joindre, selon un plan tracé de toute éternité, les parties séparées du corps, ces mille & mille millions de veines, de nerfs, de fibres & d'os. Il me semble que M. de Buffon a tout-à-fait passé pardessus cette grande difficulté ; semblable à Timante, qui au lieu de peindre la douleur d'Agamemnon, crut s'excuser en lui couvrant le visage d'un voile. M. de Buffon a besoin ici d'une force, qui ait des yeux, qui fasse un choix, qui se propose un but ; qui, contre les loix d'une combinaison aveugle, amène toutes les fois, & immanquablement le même coup. (*a*)

[*a*] La plupart des animaux conçoivent dans le premier accouplement, & font toujours des animaux réguliers, en comparaison desquels le nombre des monstres est si rare, qu'il s'évanouit quand on l'examine selon les règles du calcul.

IL me semble que l'objection que fait ici M. de Haller, perd beaucoup de sa force s'il passe à M. de Buffon, *les moules intérieurs.* Si l'on convient de la possibilité de ces moules, & que la liqueur séminale n'est composée que des particules qui ont passées par les moules, M. de Buffon a fait le pas le plus difficile, & son système entraîne nécessairement le lecteur. M. de Buffon l'a senti lui-même, & il est facile de s'appercevoir à sa manière d'insister sur la possibilité du moule intérieur, (*a*) que delà dépend l'explication de tous les faits qui accompagnent la reproduction générale. Ce célèbre Naturaliste ne s'est pas dissimulé les objections que l'on pourroit faire sur la force inconnue, qui dans la matrice réunit toutes

____

(*a*) *Voyez* tom. III. le Chapitre *de la Reproduction en général.*

les particules qui doivent former l'œil,
le nez, la main, &c. Que l'on admette seulement les loix par lesquelles les
particules de matières vivantes sont forcées de se mouler sur chaque partie,
ne sera-t-on pas forcé d'admettre encore une force inconnue, qui conserve
aux molécules une tendance à se rapprocher les unes des autres, selon qu'elles se trouvent analogues à la partie
qu'ils doivent former ? Ne voit-on
pas avec quel art on explique la formation du fœtus, en rappellant les
principes établis au commencement de
l'ouvrage ? (a)

M. de Haller attaque avec plus

____

[a] En lisant le Chapitre qui a pour titre, *de la
formation du fœtus*, tom. IV. de l'*Histoire Naturelle*,
on voit que M. de Buffon n'a pas glissé aussi lé-
gèrement que M. de Haller le suppose, sur l'arrangement des molécules organiques ; mais alors il n'est
plus temps de s'arrêter ; les loix qui sont posées ailleurs applanissent les difficultés.

d'avantage le syftême dont il s'agit, en niant l'exiftence d'une liqueur féminale dans les femelles ; car dans fon hypothèfe, M. de Buffon, ne peut abfolument s'en paffer : la moitié de fon édifice eft bâtie fur ce fondement, puifque fans une liqueur féminale de la femme, il ne naîtroit, felon fon fyftême, que des enfans mâles. Je ne trouve pas, dit M. de Haller, la moindre preuve de l'exiftence de cette liqueur féminale ; je ne trouve rien qui puiffe me convaincre que le beau fexe en jouiffe, ni qu'il en répande & qu'il la mêle avec celle de l'homme. (*a*) Les tefticules du mâle lui font propres depuis fa première jeuneffe : ils font parvenus à leur degré de matu-

***

(*a*) M. de la Mettrie, a rapproché dans fon *Art de faire des garçons*, [Chap. II.] plufieurs des objections que l'on peut faire contre l'exiftence de la liqueur féminale dans les femmes.

rité quand il s'accouple ; & le suc prolifique , que le mâle répand pour le
grand ouvrage de la génération , tire
son origine des testicules ; qui , depuis long-temps, ont été préparés pour
le fournir. Mais les femelles , & sur-
tout la femme , n'ont point, selon M.
de Haller , ces corps glanduleux que
M. de Buffon affirme exister : toutes
les femelles qui sont mortes sans concevoir n'en ont jamais eu. Dans le
temps qu'une jeune beauté saine &
nubile a conçu, elle se trouve encore
entièrement privée de l'instrument de
la prétendue liqueur séminale : où
prendra-t-elle donc la liqueur séminale elle-même ?

CE sont les animaux qui engendrent
fort vîte , & à de petits intervalles ,
qui ont pû faire croire à M. de Buffon
que toutes les femelles qui sont propres
à la génération , ont des corps glanduleux ,

leux, & par conséquent des liqueurs féminales & des particules organisées : (a) mais *il est incontestable*, dit M. de Haller, *que ces corps glanduleux ne sont pas la cause de la fécondation, ils en sont la suite :* ils ne naissent dans la femme qu'après la conception, ils ne se conservent qu'un certain temps après l'accouchement, pour disparoître peu à peu, & pour ne jamais être réparés par d'autres corps glanduleux semblables, à moins que la femme ne conçoive de nouveau.

M. de Haller oppose ses expériences à celles de M. de Buffon. *J'ai ouvert*, dit-il, *sans préjugé & sans vue particulière, cent & cent femmes, tant vieilles que jeunes : je ne crois pas avoir trouvé les corps glanduleux au-delà de*

____

(a) Voyez la *Bibliothéque raisonnée des Ouvrages des Savans*, pour les mois de Janvier, Février, & Mars 1751, art. IV.

II. Partie.   A a

dix fois, & toujours dans des femmes grosses, disséquées dans cet état, ou bientôt après l'accouchement.

D'AUTRES circonstances, & particulièrement l'insensibilité de plusieurs femmes & de plusieurs animaux femelles qui conçoivent, s'opposent au sentiment de ceux qui croient que toutes les femmes, mêmes celles qui ne font pas extraordinairement lascives, répandent un suc prolifique dans l'acte de la génération. Quand elles en répandent il est sûr qu'il n'entre pas dans la matrice, & par conséquent qu'il ne sert point à la génération. Car d'où viendroit à la matrice cette liqueur séminale ? Qui *l'a vue*, demande M. de Haller, *& qui a jamais trouvé dans le corps de la femme quelque chose qui ressemble à la matière séminale de l'homme ?*

ON voit par cet exposé, qu'il eſt impoſſible de concilier les ſentimens de deux obſervateurs auſſi célèbres que le ſont MM. de Buffon & de Haller. Combien trouveroit-on encore d'objections contre le ſyſtême du premier, ſi j'expoſois tout ce qu'a élevé M. Bonnet pour détruire l'explication de la reproduction par les molécules organiques? (*a*) Il ſuffira de dire que celui-ci, fortement prévenu pour la préexiſtence des germes, & n'admettant en aucune manière la formation ſucceſſive des individus, mais ſeulement un développement continuel des germes répandus dans l'univers, a de fortes raiſons pour combattre la réunion des parties d'où doit réſulter un

---

[a] Voyez, *Conſidérations ſur les Corps organiſés,* &c. tome I, chap. VII, VIII, IX. & tome II, chap. IV. &c. &c.

tout organifé, un animal, une plante!
» Cette admirable machine, (l'hom-
» me) dit M. Bonnet, a été d'abord
» deffinée en petit par la même MAIN
» qui a tracé le plan de l'univers....
» Lorfque j'ai voulu effayer, conti-
» nue-t-il, de former un corps or-
» ganifé fans le fecours d'un germe
» primitif, j'ai toujours été fi mécon-
» tent des efforts de mon imagination,
» que j'ai très-bien compris que l'en-
» treprife étoit abfolument au deffus
» de fa portée. »

M. Bonnet expofe les fyftêmes les
plus accrédités fur la génération, &
accompagne fes réflexions de faits qui
peuvent rendre probables chacun de ces
fyftêmes. Mais fortement prévenu que
les germes préexiftent à la conception,
il n'eft point étonnant que fes forces fe
foient dirigées avec complaifance vers
ce fyftême.

M. de Haller a vu que le poulet appartenoit à la poule originairement, & qu'il préexiſtoit à la conception. (*a*) Cette découverte annoncée en 1757, redoubla l'activité de M. Bonnet, qui continua ſes obſervations, ſi bien préſentées dans ſon ouvrage ſur les *Corps organiſés*. Il réſulte des expériences de MM. de Haller & Bonnet, que tous les êtres ſont contenus dans des germes qui ſe développent, & croiſſent lorſqu'ils rencontrent des matières convenables ; qu'ils ne peuvent néanmoins ſe développer ſans être fécondés ; que la matière qui les féconde ajoute à ce développement des modifications qui

---

(*a*) Voyez les *Mémoires ſur la formation du Poulet*, par M. de Haller. C'étoit auſſi le ſentiment de Swammerdam ; voyez la *Collection Académique*; la *Théologie des Inſectes*, où M. Lyonnet ſoutient la même opinion dans les notes qu'il a ajouté au texte de Leſſer.

affectent l'extérieur & l'intérieur de ces germes ; qu'enfin ces modifications ont toujours un rapport plus ou moins marqué avec l'individu qui opère la fécondation.

QUELQUES Physiciens en admettant l'hypothèse de la *dissémination*, hypothèse dans laquelle les germes indestructifs de tout ce qui existe, sont semés dans les élémens, (*a*) ont pensé que par le méchanisme de la respiration, la femme avaloit ces germes contenus dans l'air ; qu'ils parvenoient jusques dans les ovaires en suivant le torrent de la circulation ; & que la semence du mâle parvenue jusques-là, y fécondoit ceux des germes qui y étoient disposés. Il semble que pour se

____

(*a*) J'en ai parlé plus en détail au chap. VIII. de ce volume.

venger de la Nature, qui peut-être a voulu cacher aux yeux des hommes le myſtère de la génération, ceux-ci aient cherché a obſcurcir davantage ce myſtère par un ſyſtême, dont on ſent aſſez le ridicule.

JE ne me ſuis arrêté à expoſer les ſentimens de quelques hommes célèbres ſur la génération, qu'afin de prouver que rien n'eſt peut-être dans la Nature moins ſuſceptible d'être dévoilé, que les moyens immédiats qu'elle emploie pour parvenir à ſon but. Mais j'oſe dire ici, que pour élever ſa voix contre les ſyſtêmes ſur la génération, il faut les avoir étudié avec beaucoup d'attention, & les avoir enſuite oppoſé les uns aux autres.

MALGRÉ les obſervations de MM. de Haller & Bonnet, rien de plus ſéduiſant, je le répète, que le ſyſtê   me qu'ils combattent avec tant de force. M. de Buffon entraîne nécessairement dès la première lecture : ensuite si l'on approfondit les raisons, à l'aide desquelles ce grand Naturaliste soutient son systême, on est forcé d'admirer le génie de son auteur, qui sans s'éloigner de ses premiers principes, a su expliquer toutes les opérations de la Nature. (*a*) En admirant la grandeur des idées de cet homme célèbre, les observations délicates & nombreuses qui ont dû décider son systême, il est triste sans doute pour l'es-

***

(*a*) Ceux qui combattent M. de Buffon sans vouloir l'entendre, prétendent qu'il a trouvé son systême dans Anaxagore, Aristote, Hyppocrate...... mais il suffit de lire M. de Buffon même, pour convenir, qu'en supposant que les premiers rudimens de son systême, aient été puisé chez les anciens, il falloit un génie étonnant pour en tirer tout le parti qu'en a tiré l'Auteur de l'*Histoire Naturelle.*

prit humain d'avouer que la génération est encore un mystère....... Eh !
pourquoi rougirions-nous de cet aveu ?
L'homme sublime , dont on vient de
parler , a dit lui-même , en refutant
les systêmes des autres Naturalistes...
» Il est plus aisé de *détruire* que *d'é-*
» *tablir*..... La question de la repro-
» duction est peut-être de nature *à ne*
» *pouvoir être jamais pleinement réfo-*
» *lue*......... En nous conduisant bien
» dans cet examen nous en découvri-
» rons tout ce qu'on peut en savoir ,
» ou tout au moins nous reconnoî-
» trons nettement pourquoi nous de-
» vons l'ignorer (*a*)...... Si nous ne
» réussissons pas à expliquer la mé-
» chanique dont se sert la Nature
» pour opérer la reproduction , au

____

[*a*] *Histoire Naturelle de l'homme* , tome III,
chap. II,

Aa v

» moins nous arriverons à quelque
» chofe de plus *vraisemblable* que ce
» qu'on a dit jufqu'ici. (*a*)

C'est avec ce doute continuel que les grands hommes effayent de développer les loix de la Nature, & non avec le ton affirmatif qui ne convient qu'à la médiocrité des talens. C'eft encore avec cette modeftie que M. Bonnet s'annonce, lorfqu'il dit: » Je » ne prétends pas avoir découvert le » myftère de la génération : .... il » eft encore voilé aux yeux des plus » grands Phyficiens. » (*b*) J'ai fuivi les leçons de plufieurs Profeffeurs célèbres; ils expofoient avec toute la fagacité dont ils étoient capables, les différens fyftêmes fur la génération, & ils finiffoient par n'en admettre

---

(*a*) *Idem*, *ibidem*.
[*b*] Voyez le commencement de ce Chapitre.

aucun, tant il est vrai que ce mystère *est encore voilé aux yeux des plus grands Physiciens ! (a)*

JE ne terminerai pas cette courte exposition de quelques systêmes sur la génération, sans rapporter une anecdote bien capable de démontrer à quelles absurdités l'esprit humain s'attache quelquefois pour soutenir ses opinions.

LA doctrine des générations fortuites avoit pris tant de crédit dès le commencement de ce siècle, que plusieurs personnes étoient persuadé qu'une sole pouvoit engendrer une gre-

____

(a) M. Ferrein entr'autres, étonnoit ses Auditeurs lorsqu'il parloit de la Génération : on admiroit la mémoire, la justesse des réflexions, la force des objections de ce célèbre Académicien ; il terminoit son discours par n'admettre aucun systême, & il regardoit la reproduction des individus comme un mystère dont l'Auteur de la Nature s'est réservé la connoissance.

nouille. Ces personnes-là ne faisoient point attention que dans chaque classe d'animaux les espèces sont les mêmes ; que la Nature suit avec constance les grands traits formés dès l'origine du monde ; que, comme le dit un de nos plus anciens Romanciers,

> ..... *d'un grain ou de semence ,*
> *Chacun rapporte sa semblance :*
> *D'homme vient homme , de fruict vient fruict ;*
> *Et de beste , beste s'enfuit.* (*a*)

UN Chirurgien de Londres, assez fameux, nommé St. André, publioit le système des générations fortuites en 1726, & il avoit, dit M. de Voltaire, (*b*) (de qui nous empruntons ce fait) l'enthousiasme des nouvelles sectes. Une de ses voisines pauvre &

[*a*] Jean de Meun, dit *Clopinel*, dans le *Roman de la Rose.*
(*b*) *Les singularités de la Nature,* chap. XXI.

hardie, résolut de profiter de la doctrine du Chirurgien. Elle lui fit con-
fidence qu'elle étoit accouchée d'un
lapreau.

S. André trouvant, dans l'aveu de
cette femme, la confirmation de son
fyftême, ne douta pas de cette aven-
ture & en triompha avec fes adhérens.
Au bout de huit jours, cette femme
accoucha encore, en préfence de trois
témoins d'un petit lapreau vivant.
» S. André, dit plaifamment M. de
» Voltaire, montre par-tout le fils
» de fa voifine. Les opinions fe par-
» tagent ; quelques-uns crient au mi-
» racle ; les partifans de S. André di-
» fent que, fuivant les loix de la Na-
» ture, il eft étonnant que la chofe
» n'arrive pas plus fouvent. Les gens
» fenfés rient ; mais tous donnent de
» l'argent à la mère des lapins. »

ELLE trouva le métier fi bon qu'el-

le accoucha tous les huit jours. Enfin
la justice se mêla des affaires de sa famille. On surprit un petit lapreau
qu'elle avoit fait venir, & qu'elle s'en-
fonçoit dans un orifice qui n'étoit pas
fait pour lui. « Elle fut punie ; le
» Chirurgien se cacha. Les papiers
» publics s'égayèrent sur cette garen-
» ne, comme ils se sont égayés de-
» puis sur l'homme qui devoit se met-
» tre dans une bouteille de deux pin-
» tes, & sur le public qui vint en
» foule à ce spectacle. &c. »

Au milieu de tant d'incertitudes,
de systêmes qui s'élèvent, se choquent,
se détruisent les uns par les autres, la
Nature reproduit tous les êtres : ses
loix sont invariables. Tandis que les
hommes cherchent à démontrer qu'ils
doivent tantôt leur origine à un ver,
tantôt qu'ils sont formés dans un œuf

créé dès le commencement du monde, les individus naissent, se perfectionnent, multiplient, meurent, sans qu'aucun d'eux sache bien comment tout cela se fait. Il importe donc peu à l'homme d'être instruit sur ces objets, puisque la Nature le lui a caché.

Si nous cherchons quelque lumière au milieu des ténèbres qui couvrent la génération, nous verrons, (& sur ce point les Auteurs sont d'accord) que pour qu'elle ait lieu, la liqueur prolifique de l'homme doit, pour féconder la femme, pénétrer dans la matrice, soit que les ovaires contiennent réellement des œufs, soit qu'ils renferment une véritable semence. De quelque façon que les choses se passent, il paroît constant que la génération dépend de l'action de la liqueur séminale sur l'ovaire; & c'est durant la copulation, ou peu de temps après, que s'opère cette action.

C E qui accompagne l'union des sexes ne peut que faire soupçonner ce qui se passe dans les parties internes de la femme qui concourent à la propagation de l'espèce.

DANS le moment le plus sensible de la copulation, les circonstances qui l'accompagnent, communiquent aux organes de la femme une impulsion nécessaire pour la fécondation. La matrice, (Pl. I, fig. 3. Pl. IV, fig. 2.) entre dans une espèce de convulsion qui se communique bientôt aux trompes de Fallope, (Pl. IV, fig. 2, n.° 3.) celles-ci se gonflent & deviennent tendues par l'action des fibres, musculeuses qui entrent dans leur composition. La frange de la trompe, (4, Pl. XII.) en s'appliquant à l'ovaire, (4, 4, Pl. I.) l'embrasse ; & lorsque la semence de l'homme est lancée dans l'*utérus* ; la matrice agitée en

pouſſe une partie dans les trompes. Celles-ci , ſuſceptibles de la même agita-
tion , portent à l'ovaire , la portion
de liqueur prolifique qui eſt parvenue
juſqu'à elles. La matière ſéminale frap-
pe d'abord l'œuf qu'elle rencontre le
premier. Je dis l'*œuf*, parce qu'enfin,
il faut , autant qu'il eſt poſſible, ta-
bler ſur quelque choſe , pour ſuivre
le développement ou la formation du
fœtus. (*a*)

L A liqueur ſéminale parvenue à
l'œuf, donne à ſa ſubſtance glaireuſe
un mouvement d'efferveſcence , une
eſpèce d'inflammation qui le fait gonfler. Celui-ci ainſi fécondé, quitte l'o-

---

[*a*] Si l'on veut admettre l'émiſſion d'une liqueur
prolifique dans la femme , celle de l'homme ſera
diſpenſé de monter juſqu'aux ovaires , qu'il faudra
alors appeller *teſticules* , & du mêlange de ces
deux liqueurs réſultera le fœtus. Voyez à ce ſujet
le chap. X, du tome. IV. de *l'Hiſtoire Naturelle.*

vaire, en rompant peu à peu, par son gonflement, les légers filets qui l'y attachoient. Il eſt auſſi-tôt reçu par la trompe, dont le morceau frangé, (4, Pl. XII.) a reſté appliqué à l'ovaire ; & comme cette trompe conſerve par la préſence de l'œuf, ſes mouvemens de contraction, elle pouſſe peu à peu l'œuf dans la matrice. (4 , 3 , 2 , 1 , Pl. *idem.*)

D E S obſervations prouvent évidemment que l'œuf peut être fécondé dans l'ovaire, & même y prendre ſon accroiſſement. (*a*) On a vu des œufs fécondés, s'échapper de l'ovaire & tomber dans le bas-ventre ; (*b*) d'au-

-----

(*a*) *Voyez* la fameuſe obſervation communiquée à l'Académie des Sciences , en 1701 , par M. Littre. Elle a pour objet un embryon fécondé & développé dans l'ovaire.

(*b*) Voyez l'*Anatomie* de M. Verdier, tome II. chap. XI. art. 2. Le *Journal des Savans*, année tres enfin qui ayant pris la route de la trompe, y font reftés. (*a*)

LA matrice eft donc le lieu dans lequel le fœtus fe trouve ordinairement renfermé. C'eft-là que l'œuf, après être forti de la trompe, continue à fe gonfler. Lorfqu'il eft devenu affez gros pour en atteindre les parois, il s'y attache par de petits filets, qui en augmentant infenfiblement, forment le *placenta.* (3, fig. 1 ; 4, fig. 2, Pl. XIII. & 1, Pl. XIV.) Mais avant ce développement, on découvre une veine & deux artères qui commencent à former un petit cordon ombilical. Il

---

1696. Les *Nouvelles de la République des Lettres*, 1686. Les *Éphémérides des curieux de la Nature*, Déc. II. 1688, obferv. 10. &c.

(*a*) Voyez les *Mémoires de l'Académie Royale des Sciences.* Année 1702 & 1715. *L'Anatomie de* Dionis ; Bartholin, Riolan, &c. &c.

aboutit d'un côté à l'ombilic, & s'é-
tendant peu à peu, il joint les vaiſſeaux de la matrice, pour établir une
circulation entre la mère & l'enfant,
au moyen des vaiſſeaux qui forment
ce cordon ombilical, (6, 6, Pl. XIV.
8, 8, 8, *idem.* Voyez auſſi les fig.
1, 2, Pl. XIII.) & qui s'épanouiſ-
ſent dans le *placenta.* (2, 2, 2, 2,
Pl. XIV.)

LE fœtus paſſe lentement par pluſieurs gradations. (fig. 1, 2, & 3,
Pl. II ; fig. 1 & 2, Pl. XIII ; &
8, Pl. XII.) Trois ou quatre jours
après que l'œuf eſt fécondé, on n'obſerve dans la matrice qu'une bulle
ovale, tranſparente, remplie d'une humeur lymphatique, ſemblable à la glaire
d'œufs ; dans ſon milieu eſt un nuage
plus opaque qui doit former l'embryon.
Sept jours après la conception, on
diſtingue à l'œil ſimple les premiers

linéamens du fœtus, dans lequel on reconnoît foiblement la tête & le tronc, défignés par deux véficules : on ne voit point encore les extrêmités. A quinze jours, on diftingue la tête & les traits les plus apparens du vifage ; le nez paroît fous la forme d'un petit filet éminent, & perpendiculaire à une ligne qui fait connoître la féparation des lèvres ; on découvre deux points noirs à la place des yeux ; deux petits trous à celles des oreilles ; on voit aux deux côtés de la partie fupérieure du tronc de petites protubérances qui font les prémices des bras & des jambes. Ces premières ébauches des extrêmités reftent quelquefois en arrière , & la nature s'arrête dans fon travail : alors c'eft un enfant fans bras & fans jambes.

APRÈS trois femaines, le corps du fœtus s'eft un peu augmenté ; les bras

& les mains, les jambes & les pieds se
distinguent. Vers la fin du premier mois
de grossesse, le fœtus (fig. 1, Pl. II.)
a un pouce de longueur ; il a la figure
humaine bien décidée, toutes les parties de la face sont reconnoissables,
le corps est dessiné, les hanches &
l'*abdomen* sont élevés, les membres
sont formés, les doigts des pieds &
des mains sont séparés les uns des
autres ; des fibres pelotonées désignent
les viscères. A six semaines, le fœtus
est plus long, la figure humaine commence à se perfectionner ; la tête à
proportion est plus grosses que les autres parties du corps.

DEUX mois après la conception,
le fœtus (fig. 2, Pl. II. & 8, Pl.
XII.) a deux pouces & un quart : il
a, à trois mois, trois pouces & demi ; à quatre mois & demi, il a cinq
pouces de longueur. Alors tout le

corps du fœtus est si fort augmenté, qu'on en peut bien aisément distinguer toutes les parties, on peut même voir les ongles des doigts & des orteils. Il augmente toujours de plus en plus jusqu'à neuf mois, où il a environ un pied & deux pouces. (fig. 1 & 2, Pl. XIII.) Il faut cependant avouer qu'il est difficile de fixer les dimensions de ces parties, parce qu'il se trouve dans ces mesures, une variation considérable par rapport à la diversité des sujets. Il naît des enfans depuis douze jusqu'à dix-huit pouces ; & on en a vu un, qui, au sortir du sein de la mère, pesoit quarante livres. (a)

Le fœtus, tout le temps qu'il reste

---

[a] *Dictionnaire raisonné d'Anatomie,* art. GÉ-NÉRATION.

dans la matrice, est environné de deux membranes, nommées le *chorion* & l'*amnios*; (3, 3, 3, 3, Pl. II. fig. I. 2, 2, 2, fig. 2, Pl. *idem.*) la dernière contient les eaux dans lesquelles nage l'enfant, & ces enveloppes le garantissent des injures extérieures, rendues encore moins sensibles par l'eau qui l'environne.

LES poumons ne sont d'aucun usage au fœtus, du moins ne respirant pas, on doit le présumer ainsi. A l'égard de la nourriture, il la reçoit de la mère, par une circulation établie entre les vaisseaux de la matrice & ceux qui répondent au cordon ombilical, [8, 8, 8, Pl. XIV,] par le moyen du *placenta*. (1, Pl. *idem.*) On a vu, il est vrai, des enfans privés de ce cordon; alors il faut convenir que le fœtus a pu s'accroître, & se nourrir par une espèce d'imbibition, une ab-

sorption

sorption d'humeurs, au moyen des pores multipliés de la peau.

L'ENFANT formé dans la matrice, est plus immédiatement soumis à l'examen des Anatomistes : il n'arrive que trop fréquemment aux femmes grosses, des malheurs dont l'Art tire des lumières qui servent à l'histoire du fœtus. C'est par ce moyen, que des observations nombreuses ont constaté les détails que l'on vient d'exposer très-succinctement.

QUOIQUE l'on puisse dire que la conception soit l'ouvrage de la Nature, on a dû voir, par ce que nous avons exposé, que c'est aussi l'ouvrage des hommes. La Nature tend avec activité à la reproduction des êtres, mais elle ne peut agir dans plusieurs circonstances dont on a parlé jusqu'ici. L'enfant dans la matrice est encore confié à la Nature, qui ne peut

néanmoins interrompre ſes loix, lorſque les hommes s'efforcent de les détruire. L'air, les alimens, les paſſions, les mœurs, les préjugés, tout
influe ſur l'enfant renfermé dans le
ſein de ſa mère. A peine en eſt-il
ſorti, qu'expoſé plus immédiatement
aux agens extérieurs, il demande de
nouveaux ſoins...... La Nature les lui
donne toujours, tandis que ceux aux-
quels il doit ſon exiſtence, ou les lui
refuſent, ou, par une tendreſſe mal-
entendue, lui en accordent qui tour-
nent à ſon déſavantage. Tout n'eſt
donc pas fait pour un père & une
mère, lorſqu'ils ont réuſſi à former
un être : tandis qu'il eſt encore dans
la matrice, il exige les attentions les
plus ſcrupuleuſes ; dès qu'il eſt né,
les auteurs de ſon exiſtence doivent
ſe réunir pour aſſurer ſon bonheur.
Ces objets intéreſſans ont été traités

depuis quelques années par des hommes estimables, guidés par l'amour de l'humanité : je croirois manquer le but que je me suis proposé, si je n'entrois dans leurs vues, en ajoutant à cet Ouvrage une suite qui aura pour objet la grossesse, & les soins qu'exigent les enfans lorsque la raison ne peut encore les éclairer.

C'EST ainsi que le CRÉATEUR de toutes choses a établi des Loix pour la conservation des animaux qui habitent notre globe. Nous avons vu l'homme passer de l'enfance à la puberté, & nous avons remarqué que dès-lors, la Nature préparoit, dans chaque individu, les germes féconds qui doivent fournir à la propagation de l'espèce. En suivant l'individu dans les différens âges, nous avons toujours pu voir ce que la Nature fait pour le rendre heureux, s'il ne s'écarte pas des loix simples qu'elle lui prescrit. Mais nous avons pu remarquer, combien ceux qui s'écartent de ces loix sacrées, en croyant multiplier leur bonheur, deviennent la proie des infirmités ; suite ordinaire de l'abus des plaisirs. Cette prodigalité des forces de l'homme nous a affligés en mettant sous nos yeux de tristes individus qui, au printemps de leurs jours, présentent à la mort un front empreint des caractères d'une débauche impuissante. A ces fantômes effrayans, nous avons fait succéder des vieillards vigoureux, qui, pour avoir ménagé leurs forces dans l'âge où elles semblent dicter les passions, marchent lentement vers leur tombe, le visage serein, conduits par la Nature, & souriant encore à l'Amour. Nous avons jeté de temps en temps un coup d'œil sur le bonheur qui résulte de l'union des sexes, lorsqu'elle est cimentée par la Religion & les Loix. Nous avons vu quelle influence avoit cette union facrée fur les mœurs des Citoyens, & fur la puiſſance des États; combien elle eſt agréable à la Nature, dont les ouvrages annoncent par-tout la fublimité du devoir qu'elle impofe à chaque individu de perpétuer fon exiſ-tence...... Enfin, nous avons expofé, dans cet Ouvrage, la morale de la Na-ture unie à la Religion, relativement à la propagation de l'efpèce.... Nous fe-rons aſſez récompenfés de nos travaux fi nous avons pu être utile.

Fin du Tome troifième.

Bb iij

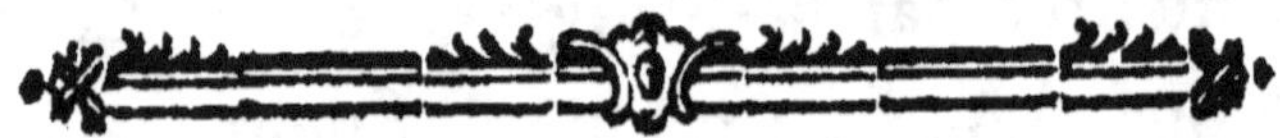

TABLE
DES CHAPITRES

Contenus dans ce troisième volume.

Fin de la Table des Chapitres.

DESCRIPTION
ANATOMIQUE
DES PLANCHES

Contenues dans cet Ouvrage.

PLANCHE PREMIÈRE.

LA figure repréfente la tête & le tronc d'une Femme, où les quatre extrêmités font coupées proche des principales articulations, & dont le bas-ventre eft ouvert pour laiffer voir les parties effentielles de la génération, & d'autres qui y ont quelque rapport.

1 1. Les deux reins dans leur fituation, avec les vaiffeaux qui y entrent & en fortent.

Bb iv

2. La veffie renverfée fur le côté, afin de laiffer appercevoir la matrice dans fa fitua-tion.

3. La Matrice.

4 4. Les ovaires & les vaiffeaux fperma-tiques qui y aboutiffent.

5 5. Les Vaiffeaux fpermatiques avant que d'être réunis pour former le cordon fper-matique.

6. La vulve ou orifice du vagin.

7. Le tronc de l'Aorte inférieure au-deffus de fa bifurcation.

8. Le tronc de la veine cave.

LES détails néceffaires pour la con-noiffance de ces parties, & leurs fonc-tions, fe trouvent expofés au Chapitre V de la féconde Partie, pages 236—277.

PLANCHE II.

LES figures de cette planche offrent les gradations par lefquelles le Fœtus paffe lorfqu'il eft dans la matrice.

FIGURE 1.re

Un Embryon de trois femaines ou d'un mois dans fes membranes, ouvertes en quatre parties. On y voit le développement du placenta & le cordon ombilical qui fe rend au nombril du fœtus.

1. L'Embryon.
2. Le cordon ombilical.
3, 3, 3, 3. Les membranes, ouvertes en quatre parties.

FIGURE 2.

Un Fœtus de deux à trois mois, en partie dans fes membranes, avec fon cordon ombilical. Il eft dans la fitua-tion la plus ordinaire qu'il garde dans les membranes, où il nage dans les eaux.

1. Le Fœtus.
2, 2, 2. Les membranes.

Bb v

3. Le cordon ombilical qui va s'attacher au placenta.

FIGURE 3.

Autre situation que quelquefois le fœtus tient lorsqu'il est dans ses membranes.

Voyez pour les détails, le Chapitre X de la troisième Partie, pag. 503, 571 & suivantes.

PLANCHE III.

On a exposé dans cette planche, (tirée des Œuvres de de Graaf,) les parties naturelles d'une fille nouvellement née, celles d'une fille de six ans, & la structure intérieure du clitoris.

FIGURE I.re

Elle représente la partie naturelle d'un enfant nouvellement né, plus sensible dans la figure suivante.

FIGURE 2.

La partie naturelle d'une fille âgée de six ans.

1. Orifice du vagin.
2, 2, 2. Rugosités de la membrane.
3. Méat urinaire.
4, 4. Les grandes lèvres.
5. Le clitoris avec ses nymphes.

FIGURE 3.

Le clitoris auquel on a fait des incisions pour laisser appercevoir sa substance spongieuse.

FIGURE 4.

1. Le clitoris.
2. Son gland avec les nymphes renversées.
3 3. Coupe qui laisse appercevoir la substance cellulaire & spongieuse de cette partie.

Consultez pour les deux premières figures, le Chapitre V de la seconde

Partie, & fur-tout, le Chapitre VII, (troifième Partie,) qui traite de la Virginité, pages 359 --- 376. Voyez pour les figures 3 & 4, le Chapitre V de la feconde Partie, pag. 248 ; le Chapitre VI, pag. 345.

PLANCHE IV.

Les parties repréfentées dans cette planche font 1.° celles extérieures qui diftinguent l'Homme ; 2.° la matrice avec une de fes trompes ; 3.° le clitoris diverfement expofé.

FIGURE Ire.

1. La partie diftinctive de l'Homme.
2. Le prépuce.
3. Le gland.
4 4. Le fcrotum enveloppant les tefticules.
5. Ligne qu'on nomme le raphé & qui fe
termine à l'anus.

F I G U R E. 2.

1. Le corps de la matrice.

2. Son col ou orifice externe.

3. Une des trompes de fallope coupée afin que l'on puisse découvrir sa cavité.

F I G U R E 3.

6. Le clitoris avec son prépuce.

7. Son gland, avec le bourelet que forme le prépuce.

F I G U R E 4.

Elle offre les mêmes détails que la précédente, & de plus les jambes du clitoris coupées.

Voyez pour la figure 1.re le Chapitre IV de la seconde Partie ; & pour les trois autres, le Chapitre V ; & le VIe, page 345.

P L A N C H E V.

On y voit la structure intérieure

de la Verge, avec la Veſſie, vues an-
térieurement.

1 1. L'origine des corps caverneux, qui
réunis forment la partie ſpongieuſe de la
verge.

2. L'Urèthre.

3 3. Sa partie ſpongieuſe.

4. Le gland de la verge, ou ſon extrêmité.

5 5 5 5. Quantité conſidérable de vaiſſeaux
& de nerfs qui ſe diſtribuent à cette
partie.

6 6 6 6. Idem.

7. La partie antérieure de la veſſie.

8 8. Les proſtates ou corps glanduleux.

9. L'orifice du gland.

10. Le fond de la veſſie.

o o o o. La peau qui recouvre la verge &
fait le prépuce.

Pour la deſcription & l'uſage de ces
parties, voyez le Chapitre IV de la
ſeconde Partie, pag. 188 & ſuivantes.

PLANCHE VI.

On y a expoſé les ramifications des

vaisseaux spermatiques, le trajet qu'ils parcourent pour se rendre aux testicules, & celui qu'est obligé de faire la liqueur séminale pour se rendre dans ses réservoirs.

1 1. Les testicules dépouillés du scrotum.

2 2. Les muscles nommés érecteurs.

3 3. Divisions des artères & veines spermatiques détachées des gros vaisseaux pour se rendre aux testicules.

4 4. Leur réunion pour se rendre aux testicules au moyen d'une membrane qui les enveloppe.

5 5. Artère & veines honteuses.

6 6. Le cordon spermatique avant de parvenir au testicule.

7 7. Les canaux déférens qui conduisent la liqueur séminale des testicules aux vésicules séminales.

8. La vessie avec les vaisseaux qui s'y distribuent.

Voyez pour les détails, le Chapitre IV de la seconde Partie.

PLANCHE VII.

Elle repréfente une portion du vaiffeau déférent avec le corps du tefticule,
pour donner une idée des trajets que
l'humeur féminale eft obligée de parcourir afin d'acquérir toute fa per-
fection.

1. Le corps du tefticule, fur lequel on voit
fe ramifier l'artère préparante.
2. Le grand lobe de l'épididyme.
3. Lacis ferpentins du vaiffeau déférent.
4 & 5. Idem.
6. Le vaiffeau déférent coupé pour laiffer
voir fa cavité.

Le Chapitre IV. feconde Partie, expofe les fonctions du conduit déférent,
& de quelle manière la femence s'y
perfectionne.

PLANCHE VIII.

On y voit le tefticule d'un animal

préparé de maniere qu'on y puiſſe découvrir les tuniques qui l'enveloppent & les vaiſſeaux ſpermatiques.

1 1. La tunique vaginale détachée du teſticule.

2. Le grand lobe de l'épididyme.

3. Les contours ſerpentins du canal déférent.

4. Ce canal coupé à ſon extrêmité.

5. Le corps du teſticule gonflé par l'humeur ſéminale.

6 6 6. Les vaiſſeaux ſpermatiques parcourant le trajet qu'ils ont à faire pour ſe rendre au teſticule.

Voyez, pour l'explication, le Chapitre IV de la ſeconde Partie, pag. 188, 210 --- 222.

PLANCHE IX.

Cette figure préſente encore le teſticule d'un chien dépouillé de ſes tuniques, & où les épididymes ſont plus ſenſibles que dans la planche précédente.

1. Le grand lobe de l'épididyme.
2. Le petit lobe de l'épididyme.
3. Le vaiffeau déférent, fortant de l'épididyme.
4. Le même vaiffeau lié au pli de l'aine de l'animal au moment du coït, afin que le gonflement en foit rendu plus fenfible.
5. Le tefticule gonflé par l'humeur féminale, avec les ramifications qui s'y diftribuent.
6 6 6. Les vaiffeaux fpermatiques qui conduifent le fang au tefticule.

Voyez, pour la defcription & l'ufage de ces parties, le Chapitre & les pages indiquées dans la planche précédente.

PLANCHE X.

On a mis dans cette planche, la veffie, les veficules féminales & les proftates, vues poftérieurement, afin de donner une idée de la manière dont la liqueur féminale s'échappe après avoir quitté les tefticules.

1 1. Les véficules féminales gonflées par l'humeur qu'elles renferment.

2 2. Les conduits déférens, qui tranſmettent cette humeur des épididymes aux véſicules.

3. Le corps glanduleux ou proſtates.

4. Le fond de la veſſie.

5. Le canal de l'urèthre, qui ſert de conduit à l'urine & à la liqueur ſéminale pour les tranſmettre au dehors.

Voyez, pour le méchaniſme de ces parties, le Chapitre IV de la ſeconde Partie, pag. 188, 217---232.

PLANCHE XI.

Elle repréſente les parties extérieures, qui, dans la femme concourent à la génération.

1. Le pénil.

2. Le mont de vénus.

3 3. Les grandes lèvres.

4. La fourchette.

5. Le périnée.

6 6. Les nymphes.

7. Le clitoris.

8. Le méat urinaire.

9. Le conduit de la pudeur.

oooo. Les caroncules myrtiformes.

L'explication fe trouve au Chapitre V de la feconde Partie, pag. 236-259.

PLANCHE XII.

Elle repréfente le fœtus environné de fes membranes, préparées de manière qu'elles laiffent appercevoir ce qu'elles contiennent. On fuppofe également la matrice ouverte, & la trompe de Fallope gonflée par la préparation.

1. L'extrêmité de la trompe de fallope qui pénètre dans la matrice.

2 & 3. Cette trompe s'évafant à mefure qu'elle approche de fon extrêmité.

4. La partie de la trompe qu'on nomme le morceau frangé.

5, 6, 7. Les portions de la matrice & des membranes qui enveloppent le fœtus avec le placenta.

8. Le fœtus déjà formé, avec le cordon qui va fe ramifier au placenta.

Voyez, pour les explications, le

Chapitre X, troifième Partie, pages 568 & fuivantes.

PLANCHE XIII.

On a repréfenté deux enfans renfermés dans la matrice & au terme de leur naiffance. Les matrices font ouvertes à leur partie antérieure pour ne rien cacher de ce qu'elles renferment.

FIGURE 1.re

1. Le col ou l'orifice de la matrice dilaté pour le paffage de l'enfant, qui fe préfente par les pieds.
3. Le placenta attaché au fond de la matrice & où fe perd le cordon ombilical.
4. La naiffance du cordon à l'ombilic.
6. Les bords ou paroirs de la matrice.

FIGURE 2.

2. L'orifice de la matrice.
4. Le placenta.
5. L'enfant dans une attitude oppofée à la précédente.

6. Les bords de la matrice pour faire voir fon épaiffeur.

Voyez le Chapitre X , troifième Partie, pages 568 & fuivantes.

PLANCHE XIV.

On a expofé dans cette figure trois enfans ayant un placenta commun. Ils font difpofés de manière qu'on peut obferver dans l'un d'eux comment fe termine le cordon à l'ombilic.

1. Le placenta.

2 2 2. Epanouiffement des cordons ombilicaux dans le placenta, & comment ils s'y diftribuent.

3, 3, 3. Le cordon ombilical en quittant le placenta.

4 4. Son infertion à l'ombilic.

5 , 7 , 7. Les tégumens du bas-ventre ouvert pour laiffer voir comment les vaiffeaux ombilicaux pénètrent dans fa capacité.

6 6. Structure intérieure du cordon.

8 8 8. Sa ftructure extérieure.

Voyez le Chapitre & les pages indiquées dans l'explication précédente.

PLANCHE XV.

Elle repréſente différens vices de
conformation, qui ont fait croire qu'il
y avoit des perſonnes qui réuniſſoient
les deux ſexes, c'eſt-à-dire, des Hermaphrodites.

FIGURE 1.re

Elle repréſente la première eſpèce
d'Hermaphrodites, ou crus tel par les
Anciens. C'eſt exactement un homme
à qui rien ne manque des parties naturelles de ſon ſexe ; on obſerve ſeulement un défaut de conformation qui
fait voir une fente, ſans profondeur,
ſituée entre les teſticules & l'anus.

FIGURE 2

Dans cette eſpèce, les parties naturelles de l'homme font comme dans la précédente. On obfervoit feulement que les tefticules écartés de chaque côté, laiffoient voir auffi une fente ou enfoncement du fcrotum à l'endroit de la ligne que l'on nomme le *raphé*.

Rien ne prouve mieux combien les Anciens aimoient à trouver du fingulier, dans les chofes les plus fimples, que l'erreur dans laquelle ils ont été en regardant comme Hermaphrodites les perfonnes qui fe font trouvé conformées comme dans les deux figures ci-deffus.

F I G U R E 3.

On voit dans cette figure la conformation extérieure des individus, qui, de femmes fe font métamorphofés en hommes. Il eft aifé de voir, par ce qui a été dit à ce fujet, que ces changemens n'ont rien de contraire aux loix

de

de la Nature, lorsqu'ils font dépouillés du merveilleux dont on les accompagne ordinairement.

Voyez le Chapitre VI de la feconde Partie, pag. 339-346.

FIGURE 4.

Elle repréfente les parties naturelles des femmes, connues des Grecs fous le nom de *Tribades*, & dans lefquelles on s'obftinoit à prendre pour la partie diftinctive de l'homme, le clitoris exceffivement allongé.

Voyez le Chapitre V de la feconde Partie, pages 248 & fuivantes, & le Chapitre VI, pag. 345 & fuivantes.

FIGURE 5.

On doit placer cet efpèce de conformation avec la précédente. Elle n'en diffère qu'en ce que le clitoris, par fon volume, peut s'oppofer aux

C c

approches de l'homme & rendre la copulation presqu'impossible. C'est dans ce cas que les Anciens regardoient un individu comme réunissant les deux sexes, sans pouvoir tirer parti d'aucun.

Voyez les mêmes pages que l'on a indiqué dans la figure précédente.

Fin de la Description Anatomique des Planches.

TABLE
ALPHABÉTIQUE
DES MATIÈRES

Contenues dans cet Ouvrage.

A.

ASIE ; ce qu'Hyppocrate dit de ses pro-
ductions , I , 447.

ASTRUC ; (M) cité sur les prétendues
découvertes de Dalempazius , III , 419.
Exposition de son systême sur la génération , 525. Il s'appuie des expériences
de Harvey , & de Crarden , 530. Objections que l'on peut faire contre ce systême , 531 & *suivantes.*

ATTITUDES ; celles inventées par la débauche , dans les approches de l'homme
de la femme , s'opposent à la génération ,
I , 389. Inconvéniens qui peuvent encore en résulter , 391. Venette cité à ce
sujet , *idem.* Observation tirée de l'Ona-
nisme , 392.

AUBIGNÉ ; (d) cité , II , 194.

AUGENIUS ; cité sur la membrane de
l'hymen , III , 367.

AUGUSTE ; comment il encouragea le
mariage , II , 21.

AUGUSTIN ; (St.) ce qu'il dit des plaisirs , I , 75. Cité sur les Abéliens , 88.
Tourmenté durant le sommeil par l'idée
de la volupté , 92. Ce qu'il dit des pro-
cessions que faisoient les Grecs , II , 192.

BAINS ; ils sont salutaires aux Turcs, I, 228. Utilité des bains froids pour fortifier, 290. Obligations que leur eurent les Romains, 291. Ce qu'il en coûtoit chez eux, pour aller aux bains, 292. Recommandés contre la stérilité, 412. Usage qu'en font les femmes en Turquie, 412. Inconvéniens qui résultent de l'abus que l'on en fait, 413. Bons effets qu'ils produisent, 415. Bains chauds sont souvent dangereux, 418. Bains en usage en Russie, 416. Quelle vigueur ils y procurent aux hommes du peuple, 420. Y détruisent la santé des gens de condition, 421 & *suivantes*.

BARON ; (M.) cité sur les préparations de plomb pour user intérieurement, I, 146. Sur le borax, 179. Sur l'action de l'opium, 226. Sur l'or potable de Mlle. Grimaldi, 256.

BARRE ; (M. *de la*) observation de ce Médecin sur l'influence du temperament du père sur les enfans, I, 29.

BARTHOLIN ; cité sur le camphre, I, 110. Ce qu'il prescrit contre l'effet des cantharides, 191. Observation sur les suites

CHOMEL , [M.] Curé à Lyon ; sa cré-
dulité pour les vertus attribuées à l'agnus-
castus , I , 101.

CHOMEL , (M.) Médecin du Roi ; réfute
le Curé de Lyon sur l'agnus-castus , I ,
101 & *suivantes* ; n'accorde pas la vertu
aphrodisiaque à l'orchis , 168. Ce qu'il
pense de l'électuaire *de satyrio* , idem.

CHRÉTIENS DE St. JEAN ; voyez *Sabéens.*

CHRYSOCOLLE ; voyez *Borax.*

CHYMIE ; elle ne fournit pas de secours
pour domter le tempérament , I , 84 ;
ni pour relever les forces abattues par
la débauche , 254.

CIRCASSIENS ; leur beauté , II , 86 ;
leur caractère faux & cruel, 87 , 88.
Leurs mariages , *idem.*

CIRCONCISION ; sa nécessité sous certains climats , II , 351 & *suivantes.* Ce
que c'est que la circoncision des filles ,
352. De la circoncision des Juifs , des
Turcs , des Persans , &c. 353 & *suivantes.*

CIRCULATION ; l'usage des narcotiques
en diminue la force , I , 96.

CLÉOPATRE

cin fur une impuiffance fingulière , I ,
282 , & *fuivantes.*

CŒLIUS RHODIGINUS ; cité fur les
effets que produifent les fuftigations , I ,
265.

COL DE VILLARS ; (M.) cité fur le
priapifme des hydrophobes , II , 161.

COLLECTION ACADEMIQUE ; citée
fur le *plica* , II , 243 ; fur une anecdote
reconnue fauffe , 304 ; fur l'éruption du
flux menftruelle , 306. Sur la puberté
d'un enfant , 307. Sur un moine qui connoiffoit les pucelles par l'odorat , III ,
401. Sur les animalcules de la femence ,
417 & *fuivantes.* Sur l'Anglois Thomas
Parr , 457.

COLUMBUS ; cité fur l'hymen , III , 367.

COMBABUS ; il fe fait eunuque , I , 86.
Trouve des amis qui fe mutilent pour
le confoler , *idem,*

CONCILE ; celui de Nicée exclut du fa-
cerdoce les Eunuques , II , 86. Celui de
Rheims excommunie les Eccléfiaftiques
mariés , II , 41.

CONGO ; ufages qui s'y obfervent dans
les cérémonies du mariage , II , 121.

100, 101. Ce que l'on devroit y pratiquer, 68 & *fuivantes*. Ce que l'auteur y a obfervé, relativement à l'apparution des règles, III, 501.

CROCODILE TERRESTRE; voyez *Scinc-Marin*.

CRUCIUS ; cité fur la vigueur étonnante d'un homme, II, 178.

CYNOSORCHIS ; fables que les anciens ont écrit fur cette plante, I, 117.

CYPRIANUS ; obfervation de cet auteur qui détruit le fyftême d'Hyppocrate fur la génération, III, 519.

CZARS ; ils fe choififfoient une femme parmi les plus belles filles de l'Empire, II, 65.

D.

DAMES; à Athènes elles faifoient ufage de l'agnus-caftus pour fe conferver pures, I, 99.

DAMES DU MILIEU; les anatomiftes nomment ainfi les nymphes, II, 246.

DANSE; elle eft falutaire chez certains peuples I, 473.

D d iij

lorſqu'il eſt exceſſif, I, 388, 404. Con-
ſeils à ce ſujet, 405 & *ſuivantes.*

EMBRYON ; ſes premiers linéamens dans
la matrice, III, 572.

EMERI ; voyez *Lémeri.*

ENFANS, illégitimes ; ce qu'ils ſont dans
la ſociété, II, 12. On en voit dont les
facultés phyſiques ſont très-précoces, 302.
Obſervations curieuſes à ce ſujet, 303
& *ſuivantes.*

EPHEMERIDES D'ALLEMAGNE ; Obſervations qui en ſont tirées, I, 185,
212. Sur un vice de conformation II,
203. Sur l'éruption des règles, III, 468.
Sur l'abſence des règles, 486. Sur la
génération, III, 571.

EPICURE ; ce qu'il penſe de la liqueur
ſéminale, III, 409.

EPIDYDIMES ; ce que c'eſt, 216 & *ſuivantes.*

EPUISEMENT ; voyez *Conſomption* ; *Liqueur Séminale.*

ERECTION ; comment peut-être produite
par l'opium, I, 248. Trop grande peut
cauſer l'impuiſſance, 282. Obſervation
qui le prouve, *idem.* Peut être cauſée

III, 413. Voyez *Combabus; Mutilation.*

EUROPÉENS ; ce qu'a dit Hyppocrate de leur conftitution, I, 460.

EXCISION ; ce que c'eft, II, 352.

EXERCICE ; fes bons effets, I, 139--141. Convient aux perfonnes de la conftitution mélancolique, I, 289.

EXOTIQUES ; voyez *Plantes.*

EXPOSITIONS ; ce que dit Hyppocrate de l'expofition des Villes, relativement à la population, I, 431 & *fuivantes.*

F.

FALLOPE ; cité fur l'ufage intérieur du borax, I, 176. Cet auteur admet l'hymen, III, 365. Ce que c'eft que les trompes qu'il a découvertes, II, 263 & *fuivantes.*

FÉCONDITÉ ; à quoi on l'attribue en Egypte, I, 133. Quels tempéramens y font les plus plus propres, 361 & *fuivantes.* Exemples finguliers de fécondité, 499 & 500.

FEMELLES ; pourquoi celles des brutes

G.

H.

HAGUENOT; [M.] son mémoire sur le danger des inhumations dans les Eglises, cité I, 48.

HALLER; [M. DE] ce qu'il dit des observateurs de la nature, III, 509. Combat le syftême de M. de Buffon sur la réproduction des êtres, 540. Croit que les molécules organiques sont des animaux étrangers à la génération, 541. Nie la reffemblance des enfans à leur père, *idem & fuivantes*. Ses obfervations, 544. Nie la poffibilité de l'arrangement des molécules organiques, 546. Nie l'exiftence d'une liqueur féminale dans les femmes, 550 & *fuivantes*. Expofition de fon fyftême par les œufs, 557 & *fuivantes*.

HALLEY; ce qui lui arriva à Calais, II, 50.

HARTSOEKER; fes obfervations fur la liqueur féminale, III, 415, 421.

qu'il dit dit de la confomption dorfale ; II, 144. Cité fur les effets que produit l'amour, 322. Accufé d'Athéifme de nos jours, & trouve des défenfeurs, 323. Ce qu'il croyoit fur la liqueur féminale, III, 408. Son fyftême fur la génération, 516. Obfervation pour ce fyftême, 518. Obfervation contre ce fyftême, 519.

HYSTÉRIQUES ; (*maladies*) obfervations de M. Tiffot à ce fujet, I, 74. De Zacutus Lufitanus, 75. D'Hoffman, &c. 76 & *fuivantes.* Voyez *Erotiques.*

I.

ILLINOIS ; le célibat eft flétri chez ce peuple, II, 104 & 105.

IMAGINATION ; eft facile à être frappée dans les hommes foibles, I, 106. Obfervations qui le prouve, *idem* & *fuivántes,* 312 & *fuivantes.* Combien une imagination ardente & voluptueufe peut déranger l'économie animale, 69-89. Voyez *Célibat; Impuiffant.*

IMPERFORATION ; ce que c'eft, II, 255. Comment on y remédie, 256. Obferva-

ce qu'en dit Hyppocrate, I, 451 & *suivantes*.

IMPUISSANT. Les paroles myftérieufes ne peuvent rendre un homme impuiffant, I, 312 & *fuivantes*. Hiftoires qui prouvent que l'imagination & la crainte agiffent feules dans ce cas, 317. Ce que l'on doit faire dans ces circonftances, 321. Pourquoi on ordonnoit le congrès, 324. Voyez *Impuiffance*; *Congrès*.

INDIENS ; ils font ufage du camphre, I, 111. Conféquence qu'en tire l'Auteur, *idem*. Fable qui rapporte qu'un Indien eut le pouvoir de confommer foixante & dix embraffemens de fuite par la vertu de l'orchis, I, 117, 161. Leurs mariages, II, 92.

INFIBULATION. Ce que c'eft, II, 354. Méthode des anciens pour cette opération, felon Celfe, *idem*. Ufage qu'en font les Moines Orientaux, 355. Elle ne peut rendre les hommes chaftes, 356. Coutume des Romains, 357. Les femmes s'affuroient de leurs amans par l'infibulation, *idem*, & 358. Infibulation des filles comment fe pratique chez les Africains, II, 240.

J.

K.

KRACHENINNINKOW ; [M.] cité sur les effets du champignon Russe, 1, 171 & *suivantes.*

L.

LAIT ; son usage, I, 296. Ce qu'on ordonne pour le faire passer, *idem.* Usage qu'en font plusieurs nations, *idem.* Ce qu'en disent Pline, Galien, &c. *idem* & *suivantes.* Bons effets du lait de femme, 297. Observations, 298, & 304.

LAITUE ; est regardée comme capable d'éteindre l'amour, I, 108. Ce qui lui fit attribuer cette vertu, *idem.* Ses effets différens sur les hommes, 109.

LAMBERT ; (M. de St.) son poëme des Saisons, cité, I, 483, II, 113.

LAMOIGNON ; (M. DE) son plaidoyer contre l'usage infame du congrès, I, 334 & *suivantes.*

LANGEY ; (*le Marquis* DE) est accusé d'impuissance, I, 329. Demande le congrès, & y succombe, 330, 331. Se remarie & a des enfans, 332. Suite de cette affaire, 333 & *suivantes.*

Obſervations relatives , *idem* & *ſuivantes.*
Comment elle agit dans la conception ,
568 & *ſuivantes.*

LITTRE ; [M.] cité , II , 269. Son obſervation ſur un embryon trouvé dans la
trompe , III , 570.

LOMMIUS ; ce qu'il dit des ſuites de la
débauche , I , 145.

LORRI ; [M.] ſes obſervations ſur les effets
de l'opium , I , 206.

LOUIS ; (M.) cité ſur la ligature du cordon
ſpermatique , II , 333.

LOUIS XIV ; comment il voulut encourager les mariages , II , 24. Récompenſe
la fécondité , *idem* & *ſuivantes.*

LUCIEN ; cité ſur l'hiſtoire de Combabus ,
I , 88. Sur la débauche de Peregrinus ,
264 , ſur celle des Tribades , II , 251.

LYCURGUE ; fait des loix contre le célibat ,
II , 20.

M.

MACASSARS ; leurs mariages , II , 77.
MACQUER ; [M.] ſon dictionnaire de
chymie , cité I , 410.

trouvé chez tous les peuples, II, 2. Ce qu'ont fait les Législateurs pour l'encourager, II, 17--29. Il fut quelquefois interdit par la Cour de Rome, 40. Comment on le contracte chez les Kamtchadals ; 66. Chez les Koriaques, 71. Les Groenlandois, 73. Les Islandois, 75. Les Buckariens, 76. Les Macaffars, 77. Les Kalmoucks, 78. Les Guebres, 79. Les Sabéens, 80. Les Persans, 82. Les Siamois, 85. Aux Isles Philippines, *idem.* Chez les Mingreliens, Géorgiens, Circaffiens, 86. Dans les états du Roi de Maroc, 90. Chez les Arabes Bédouins, 92. Les Indiens, 93. Le mariage du grand Serpent au Royaume de Juda, 94. De l'idole de Ternate, 95. Cérémonies usitées chez les Sauvages de l'Amérique, 102. A Goa, 106. Au Royaume d'Arrecan, 107. A Madagafcar, *idem* ; A Callicut, *idem.* Chez les Hottentots, 108. Chez les Chinois, 110. Chez les Ruffes, 117. A Formofa, 118. A Ceylan, 119. Au Royaume de Laffa, 120. A Congo, 121. On fe marie à huit ans dans les états du Mogol, 296. Dans l'Indouftan, *idem.*

N.

définition , II , 246. Obstacles qu'elles peuvent apporter à la jouissance , 247.

NYMPHOMANIE , [*de la*] ouvrage de M. de Bienville. Observations qui en sont tirées , I , 80 & *suivantes.*

NYMPHOTOMIE ; ce que c'est, II , 247. Est pratiqué communément en Afrique, *idem* & *suivantes.* Est ordonné par la religion en Arabie & en Perse, 248.

O.

OCELLUS LUCANUS ; ce qu'il veut dans l'assortiment des mariages, I , 63.

ŒUFS ; peuvent exciter certains hommes à l'amour, I, 181, 199. Voyez *Génération.*

OISIVETÉ ; maux qu'elle produit, I, 138, 141.

OPIUM ; usage qu'en font les Egyptiens, les Turcs, les Chinois, &c. I , 98. Ce qu'en dit Wedelius, *idem.* Ne doit pas être employé pour appaiser la passion amoureuse , *idem.* Ce qu'en dit Venette , 202 & *suivantes.* Observations sur les effets funestes de l'opium , 206. Expériences faites par M. Lorry, 207 & *suivantes.* Est

OR POTABLE ; comment on l'a employé en medécine, I, 254, 255 ; mis en crédit par des charlatans, *idem.* A quoi se réduisent les vertus de l'or, 255 & *suivantes.*

OTHON BRUNSFELD ; cité sur la fustigation, I, 265.

OUTACHEPAS; offrent leurs filles aux Européens ; II, 101.

OVAIRES ; ce qu'on doit entendre par ce mot, II, 264. Leur composition, *idem.* Sentimens des Anatomistes sur leur usage, 265.

OXIMEL ; recommandé contre les effets de la cantharide, I, 191.

P.

PALES-COULEURS ; sont souvent guéries par le mariage, II, 139.

PARACELSE ; cité I, 126. Ses idées extravagantes sur la nature du flux menstruel, III, 465.

PARA-PHYMOSIS; ce que c'est, II, 205. Survient souvent à un homme, dans la première jouissance, *idem.* Moyens d'y remédier, *idem* & *suivantes.*

PARÉ ; (*Ambroise*) cité sur les effets des

division , 241. Voyez *Penil*, *Mont-de Vénus* , *Nymphes* , *Clitoris* , *Matrice*.

PASSIONS ; s'accroiſſent dans la ſolitude , I, 63. Leur empire ſur l'économie animale, *idem* 69, 73 , 78. Doivent être évitées par les perſonnes du témpérament billieux , 372. Peuvent cauſer la mort , II , 151.

PEIRESC ; ſon ſentiment ſur la génération des pierres , III , 505.

PÉNIL ; ce que c'eſt II , 241.

PENIS DE CERF ; voyez *Cerf*.

PERSANS ; ont une eſpéce de ſatyrion , I, 164; liqueur qu'ils en préparent , 166. Effet que produit l'opium ſur eux , 243. Leurs mariages , II , 82.

PETIT, (M.) Cité ſur la génération , II, 334.

PHASIENS; ce qu'en dit Hyppocrate, I, 448.

PHILIPPINES ; [*Iſles*] un nouveau marié y fait déflorer ſa femme par un étranger, II, 107.

PHLEGMATIQUE ; Voyez *Tempéramens*.

PHYMOSIS ; définition de cette maladie , I, 398. Moyens d'y remédier , *idem* & ſuivantes. II , 206 & ſuivantes.

PHYSIQUE

Q.

R.

REAUMUR ; (M. DE) ce qu'il a obfervé fur les animalcules, III, 449.

RÉFRIGÉRANS ; voyez *Antiaphrodiftaques*.

RÈGLES ; leur éruption n'annonce pas toujours la puberté, II, 305. Obfervations, *idem* & *fuivantes*. Voyez *Flux menftruel*.

REINE ; privilége fingulier de celle du Congo, II, 121.

RÉPUBLIQUE ; celle de Venife confulte les plus célèbres Médecins de l'Europe fur l'impuiffance d'un noble Vénitien, I, 282 & *fuivantes*.

RHUBARBE ; confeillée pour faire paffer le lait, I, 295.

RIOLAN ; fon *Anthopographia* citée, II, 192. Son fentiment fur l'exiftence de l'hymen, III, 365.

ROBERT ; (M.) cité fur le flux menftruel, III, 474.

RODRIGUEZ-A-CASTRO ; cité fur l'ufage du borax, I, 176.

RŒSLER ; (M.) fes calculs fur la fécondité, III, 486.

ROMAINS ; leur recette contre la trifteffe, I, 287. Ce que l'ufage des bains froids

S.

Ils s'en fervent pour fe procurer des fonges, *idem* & *fuivantes.* Comment ils prétendent fe conferver la bouche, 245. Leurs mariages, II, 85.

SOLDAT ; on en pendit un qui n'avoit pu réfifter à un accès de fureur érotique, I, 73. Ce qui arriva à un autre après avoir fait ufage du mucho-more, 173.

SOMNIFÈRES ; voyez *Narcotiques.*

SONGES ; les narcotiques en procurent d'effrayans, I, 97. Varient felon le tempérament, 241.

SOLON ; il a 'prefcrit des règles pour le devoir du mari envers fa femme, II, 180.

SPARTIATES ; comment ils puniffoient les célibataires, II, 19.

SPERMATOSE ; ce que fignifie ce mot, II, 233.

SPIGELIUS ; cité fur l'hymen, III, 365.

STENON ; prétend avoir le premier découvert des œufs dans la femme, III, 422.

STENZELIUS ; ce qu'il dit des effets du camphre, I, 112. Cité fur le café, 385.

STÉRILITÉ ; l'exercice peut la faire ceffer, I, 141. Ce qu'il faut entendre par cet état proprement dit, 353, Stérilité du

T.

——SANGUIN ; ses signes, I, 31 ; ses bonnes qualités & ses défauts, *idem & suivantes*. Talens de l'homme sanguin en amour, 36, & 362. Conseils & régime, 370. Le célibat lui est contraire, 63.

TERNATE ; les Prêtres y cherchent des filles pour leur Dieu, II, 95.

TESTICULES ; leur description, II, 210 & *suivantes*. Leur état fait juger la force plus ou moins considérable de chaque individu, 214.

——DE LA FEMME ; voyez *Ovaires*.

——DE CHIEN ; voyez *Satyrion*.

THEMISON ; cité sur l'usage du satyrion ; I, 169.

THÉODORIC ; son impuissance, I, 279.

THÉOPHRASTE ; son opinion sur la fécondité des femmes en Egypte, I, 138. Vertus miraculeuses qu'il attribue à une espèce d'orchis, 162.

THIBET ; on y prie les étrangers de déflorer les filles, II, 107.

THOMAS ; [M.] Portrait qu'il fait de St. Jerôme, I, 70. Cité, 62, 261, 353 ; II, 116.

l'homme bilieux ; 64, de l'homme lascif, 91. Ce qu'il dit du camphre, 112 ; des aphrodisiaques, 155 ; du scinc-marin, 156 ; du satyrion, 167 ; du borax, 174 ; des cantharides 183 ; de l'opium, 202 & *suivantes*. Cités sur les noueurs d'éguillette, 317 ; sur le congrès, 328, 335. Ce qu'il dit des goûteux, II, 157, 158 ; du clitoris, 252.

VERGE ; sa description, II, 195 ; ses muscles, 199 ; ses défauts, 201 & *suivantes*. Ses variétés, 207.

VERS SPERMATIQUES ; voyez *liqueur séminale*.

VÉSALE ; cité, II, 107, 108 ; III, 365.

VÉSICULES-SÉMINALES ; leur description, II, 217.

VEUVES ; leurs maladies, I, 75 & *suivantes*.

VIEILLARDS ; comment ils reprennent quelquefois des forces en couchant avec de jeunes personnes, I, 195 & *suivantes*. Quelques-uns tourmentés par l'amour, III, 455 & *suivantes*.

VIERGES ; leurs maladies, I, 75 & *suivantes*. Voyez *Femmes* ; *Virginité*.

Z.

ZACUTUS; observation de ce médecin sur les dangers du célibat, I, 75. Observations sur le même sujet, II, 135, 136.

ZINDEL, [M.] a traité des maladies occasionées par la continence, I, 78.

ZUINGERUS; cité sur les effets de l'opium, I, 232; sur les mucilations, II, 329.

Fin de la Table des Matières.

PRIVILEGE DU ROI.

LOUIS, PAR LA GRACE DE DIEU, ROI DE FRANCE ET DE NAVARRE: à nos amés & féaux Confeillers, les Gens tenans nos Cours de Parlement, Maîtres des Requêtes ordinaires de notre Hôtel, Grand-Confeil, Prévôt de Paris, Baillifs, Sénéchaux, leurs Lieutenants Civils, & autres nos Jufticiers qu'il appartiendra, SALUT; Notre amé le Sr. J. B. HENRY, *Imprimeur-Libraire à Lille*, Nous a fait expofer qu'il défireroit faire imprimer & donner au Public un Ouvrage intitulé : *de l'Homme & de la Femme, confidérés phyfiquement dans l'état du mariage*, s'il Nous plaifoit lui accorder nos Lettres de Privilége pour ce néceffaires : A CES CAUSES, voulant favorablement traiter l'Expofant, Nous lui avons permis & permettons par ces Préfentes, de faire imprimer ledit Ouvrage autant de fois que bon lui femblera, & de le vendre, faire vendre & débiter par-tout notre Royaume, pendant le temps de fix années confécutives, à compter du jour de la date des Préfentes. Faifons défenfes à tous Imprimeurs, Libraires & autres perfonnes, de quelque qualité & condition qu'elles foient, d'en introduire d'impreffion étrangere dans aucun lieu de notre obéiffance ; comme auffi d'imprimer, ou faire imprimer, vendre, faire vendre, débiter ni contrefaire ledit Ouvrage, ni d'en faire aucun Extrait, fous quelque prétexte que ce puiffe être, fans la permiffion expreffe & par écrit dudit Expofant, ou de ceux qui auront droit de lui, à peine de confifcation des exemplaires contrefaits, de trois mille livres d'amende contre chacun des contrevenants, dont un tiers à Nous, un tiers à l'Hôtel-Dieu de Paris, & l'autre tiers audit Expofant, ou à celui qui aura droit de lui, & de tous dé-

III. *Partie.*   G g

pens, dommages & intérêts ; à la charge que ces Préfentes feront enrégiftrées tout au long fur le Regiftre de la Communauté des Imprimeurs & Libraires de Paris, dans trois mois de la date d'icelles ; que l'impreffion dudit Ouvrage fera faite dans notre Royaume, & non ailleurs, en bon papier & beaux caractéres, conformément aux Réglements de la Librairie, & notamment à celui du 10 Avril 1725, à peine de déchéance du préfent Privilége ; qu'avant de l'expofer en vente, le Manufcrit qui aura fervi de copie à l'impreffion dudit Ouvrage, fera remis dans le même état où l'Approbation y aura été donnée, ès mains de notre très-cher & féal Chevalier, Chancelier Garde des Sceaux de France, le Sieur DE MAUPEOU: qu'il en fera enfuite remis deux exemplaires dans notre Bibliothéque publique, un dans celle de notre Château du Louvre, & un dans celle dudit Sieur DE MAUPEOU, le tout à peine de nullité des Préfentes : du contenu defquelles vous mandons & enjoignons de faire jouir ledit Expofant & fes ayans caufe, pleinement & paifiblement, fans fouffrir qu'il leur foit fait aucun trouble ou empêchement. Voulons que la copie des Préfentes, qui fera imprimée tout au long, au commencement ou à la fin dudit Ouvrage, foit tenue pour duement fignifiée & qu'aux copies collationnées par l'un de nos amés & féaux Confeillers Secrétaires, foi foit ajoutée comme à l'Original. Commandons au premier notre Huiffier ou Sergent fur ce requis, de faire pour l'exécution d'icelles, tous Actes requis & néceffaires, fans demander autre permiffion, & nonobftant clameur de Haro, Charre Normande, & Lettres à ce contraires : Car tel eft notre plaifir. Donné à Paris, le premier jour du mois de Mai, l'an de grace mil fept cent foixante & onze, & de notre règne le cinquante-fixième. Par le Roi en fon Confeil. LE BEGUE.

Registré sur le Registre XVIII, de la Chambre Royale & Syndicale des Libraires & Imprimeurs de Paris, Numéro 1576, fol. 475, conformément au Réglement de 1723, A Paris, ce 4 Mai 1771. J. Hérissant, Syndic.

APPROBATION.

J'Ai lu par ordre de Monseigneur le Chancelier, un Ouvrage manuscrit, ayant pour titre de *l'Homme & de la Femme*, &c. & j'en crois l'impression très-utile. A Paris ce 24 Mars 1771.

GARDANE.

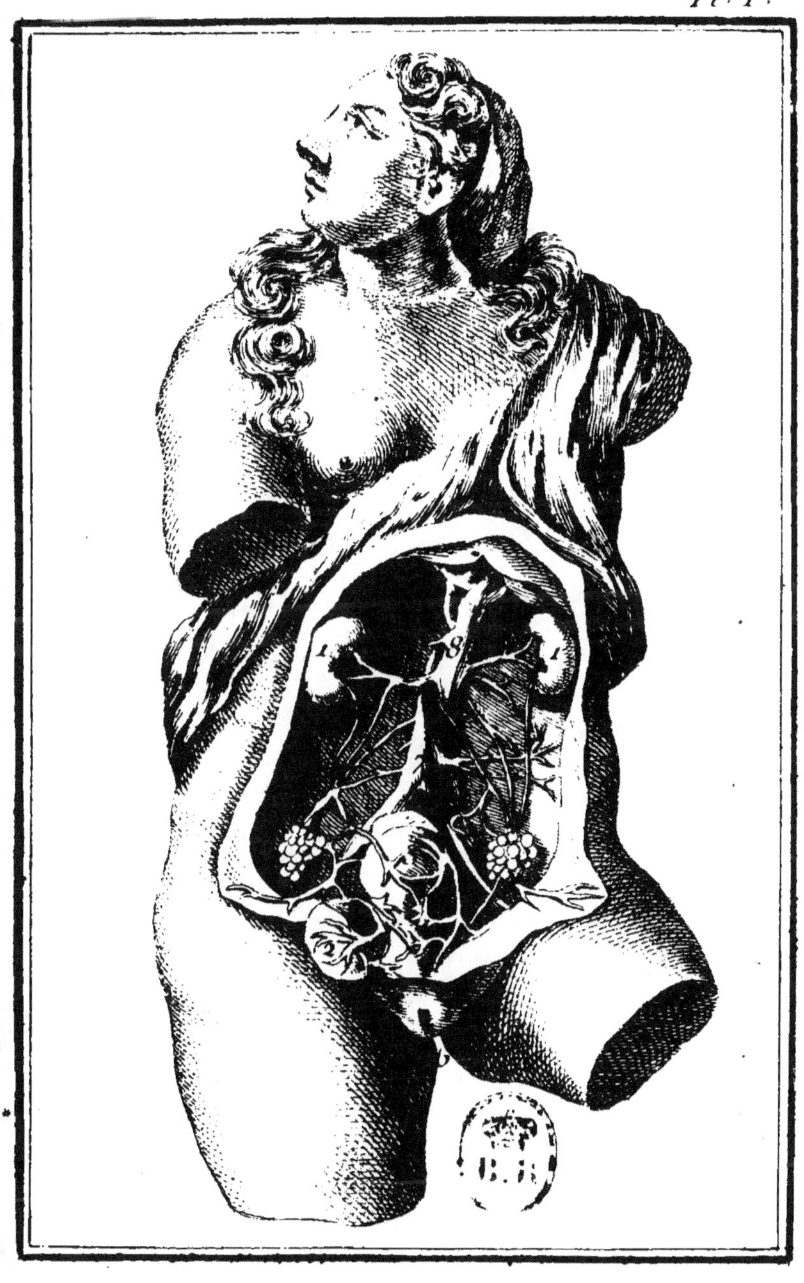

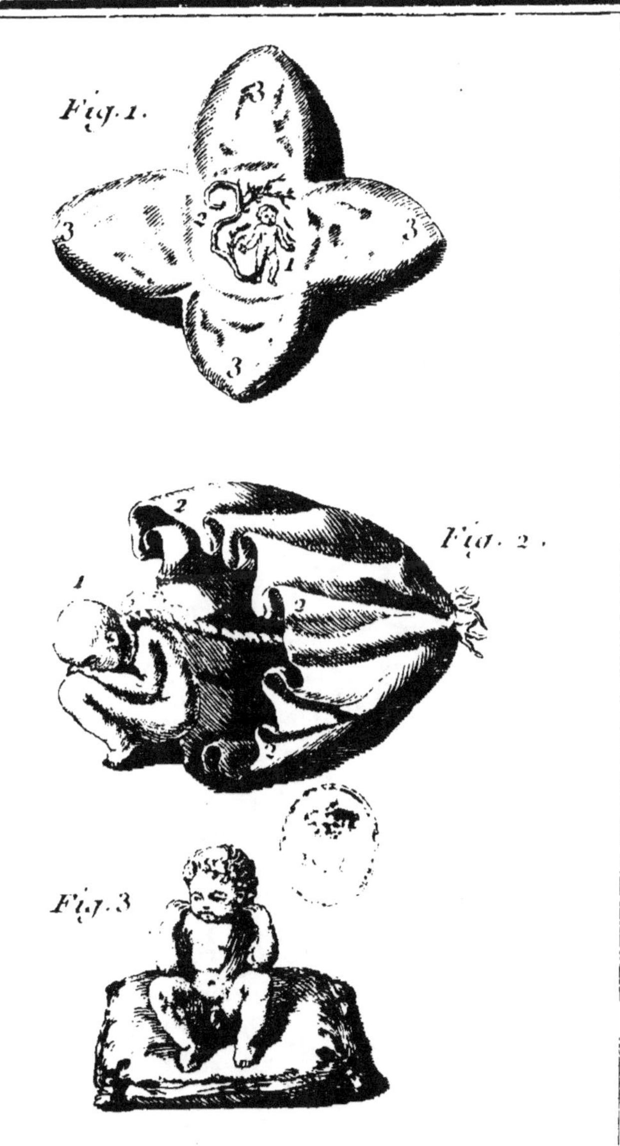
Fig. 1.
Fig. 2.
Fig. 3.

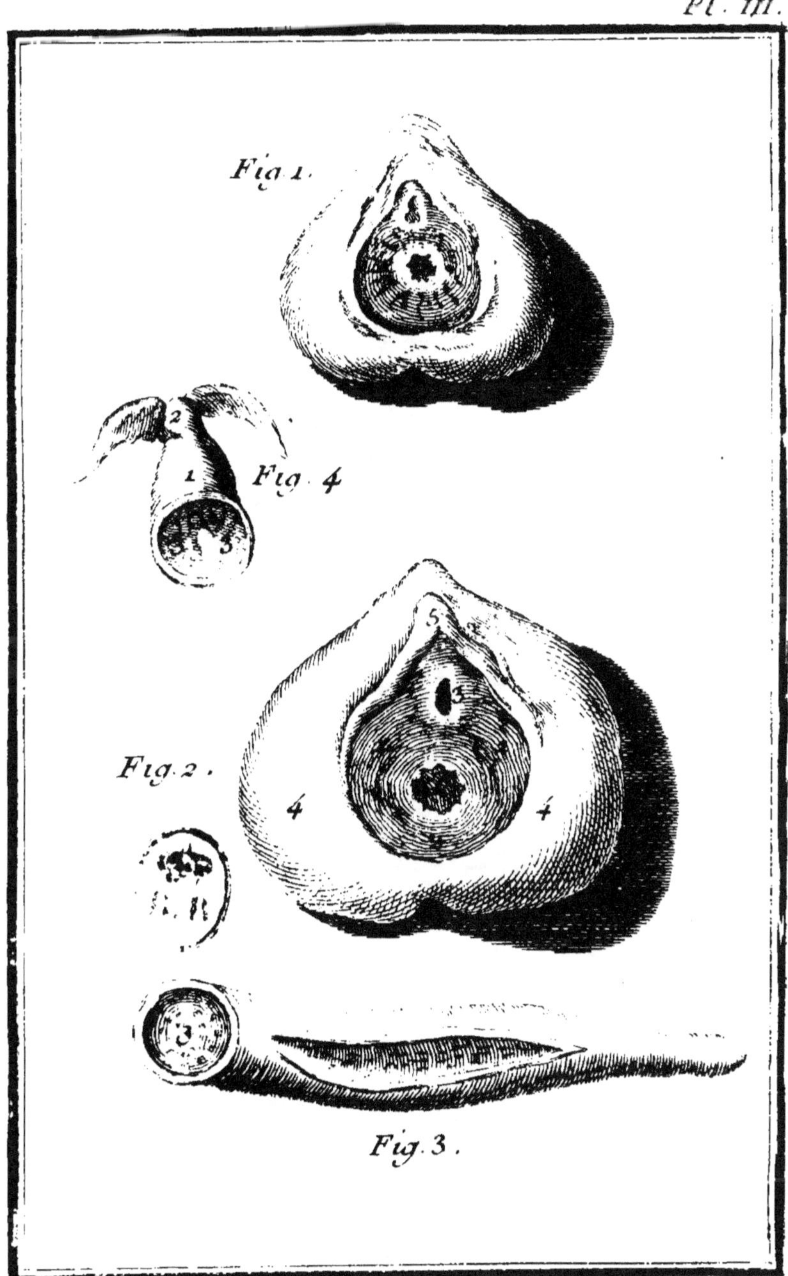
Fig. 1.
Fig. 4
Fig. 2.
Fig. 3.

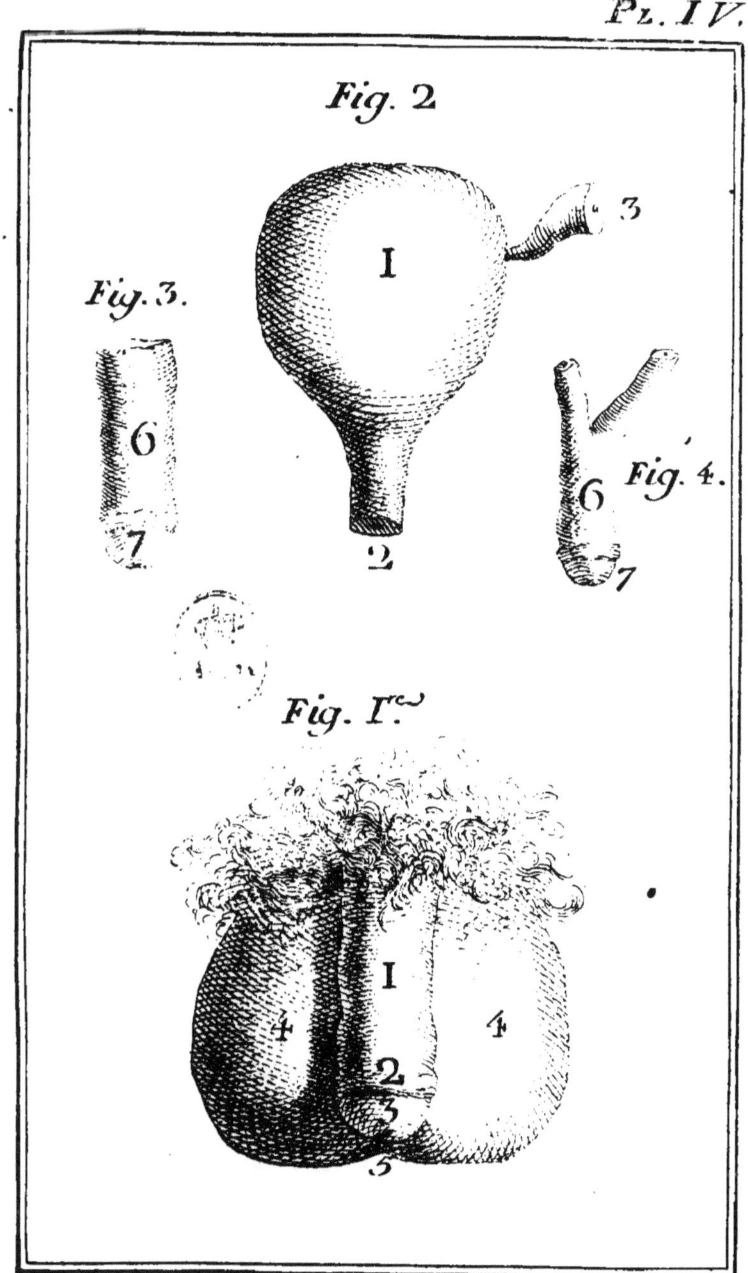

Fig. 2.
Fig. 3.
Fig. 4.
Fig. Ire.

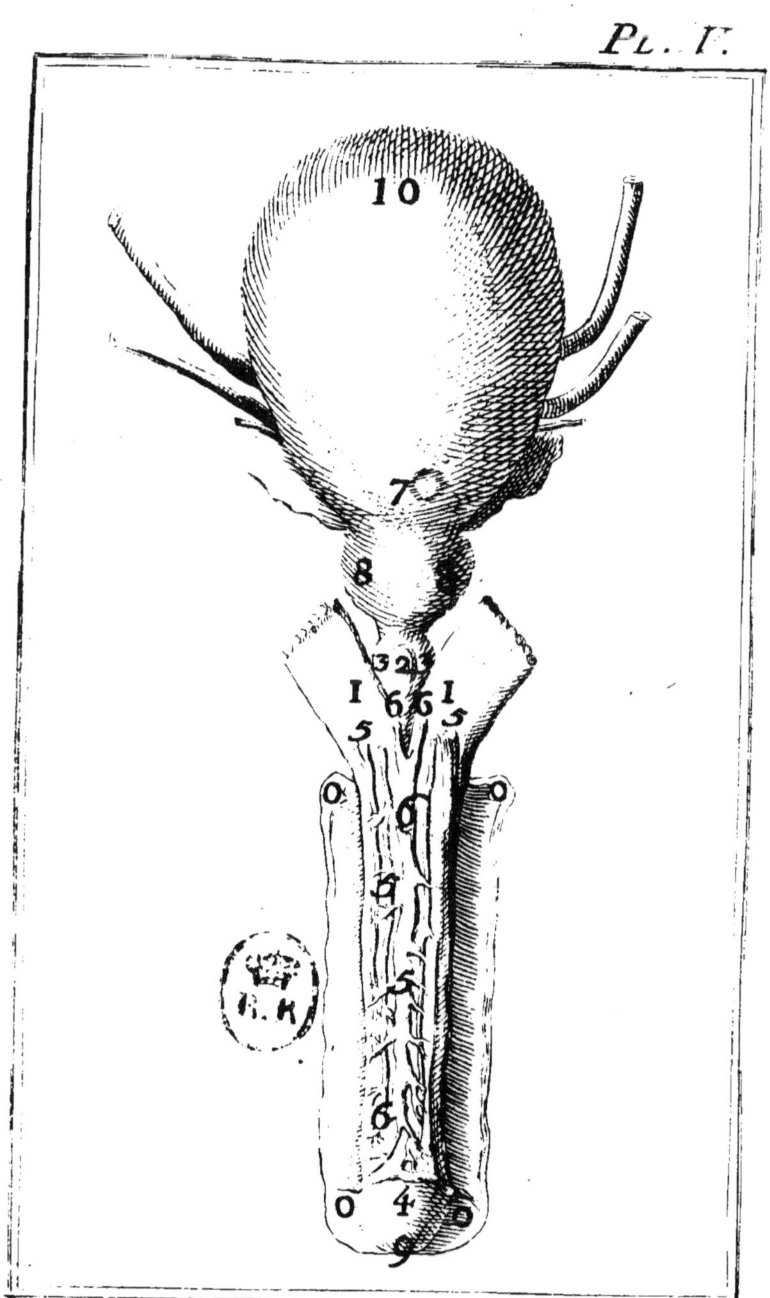

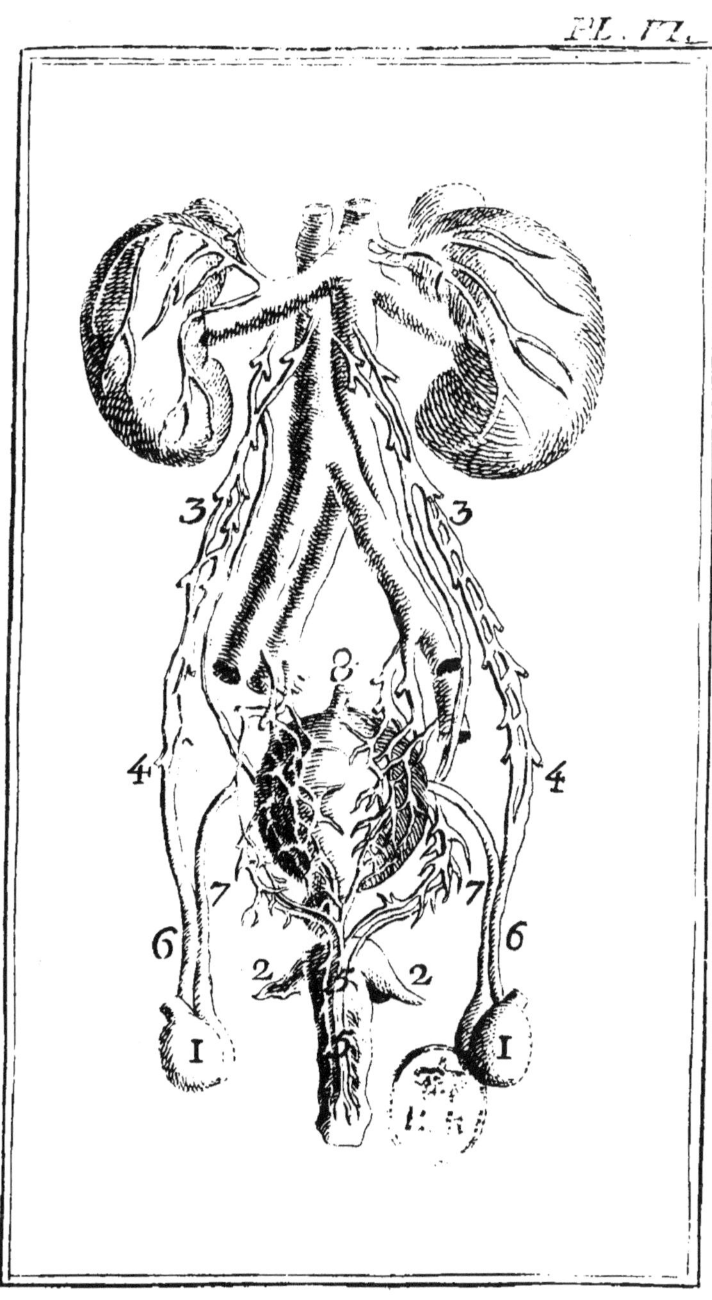
3
3
8
7
4
4
7
7
6
6
2
5
2
I
I

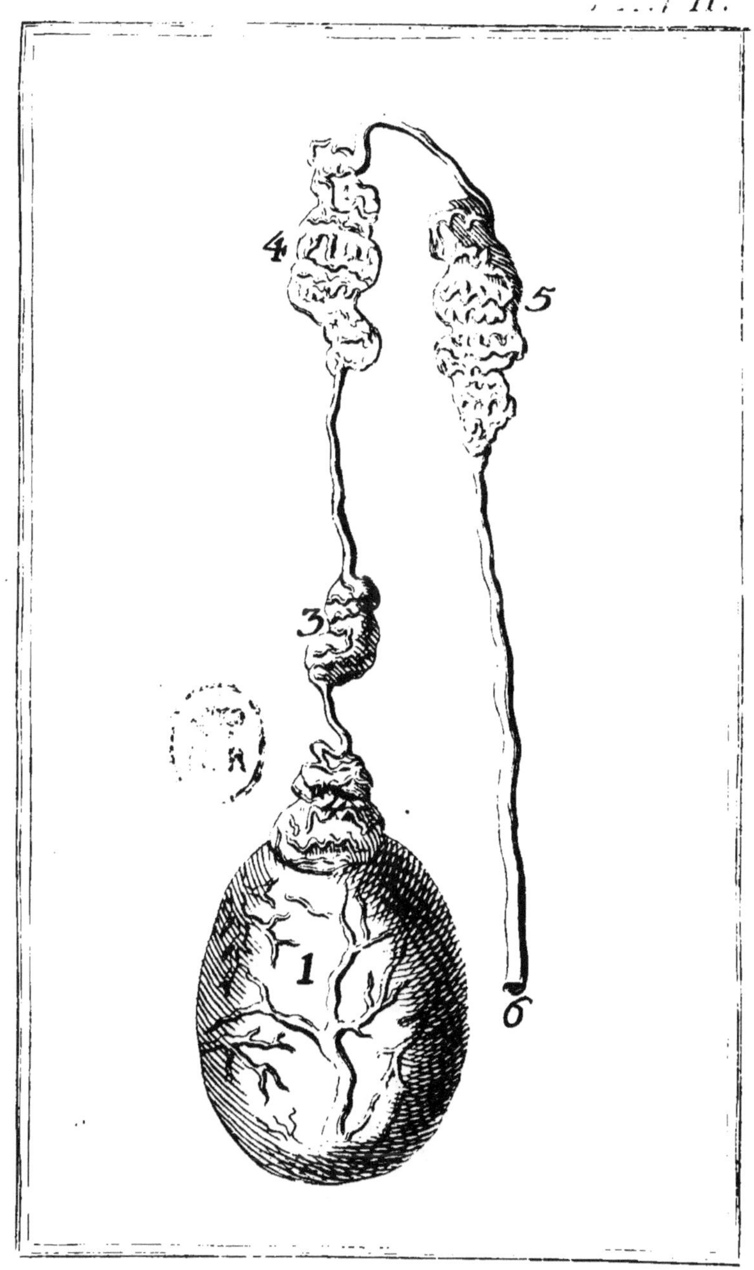
4
5
3
1
6

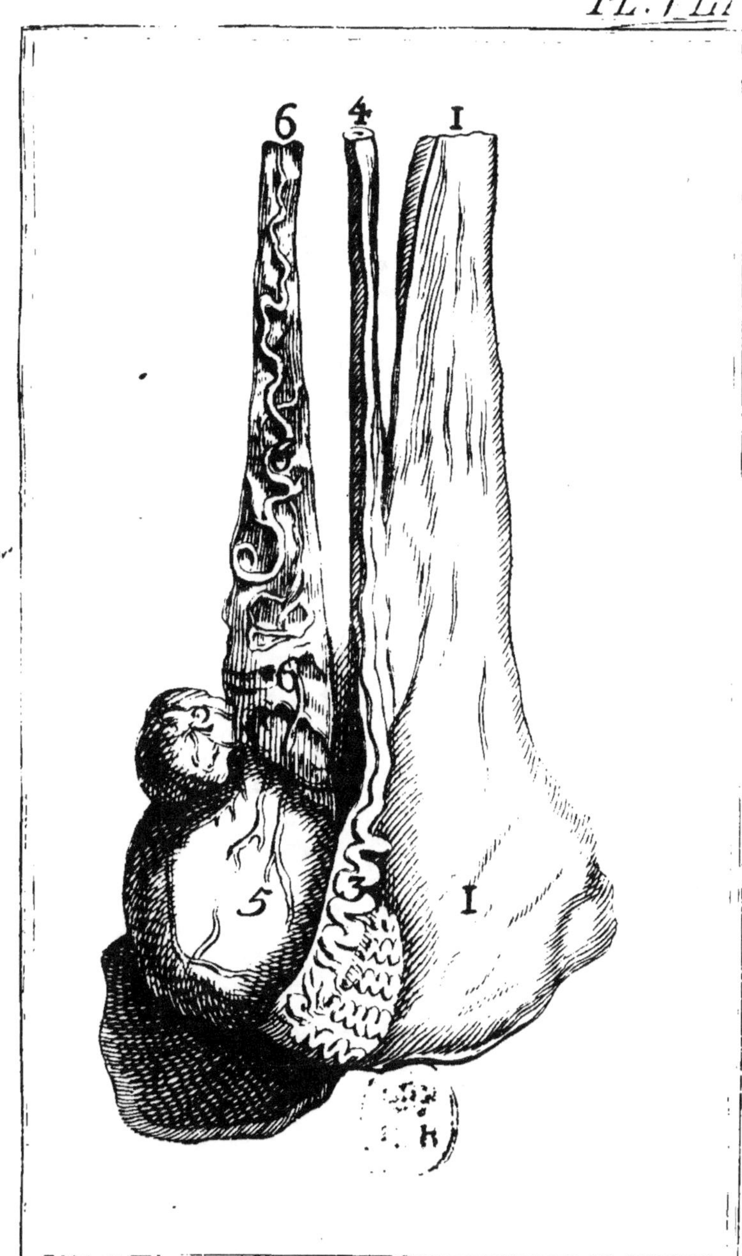

4
2
2
I
3
5

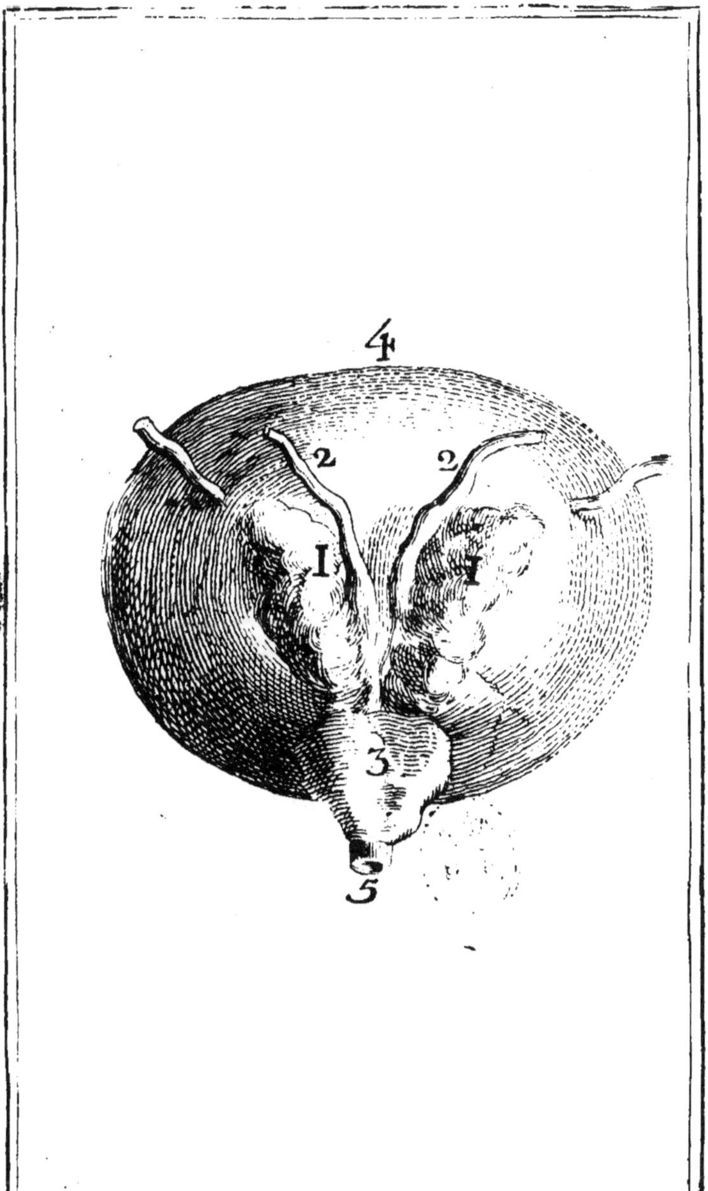

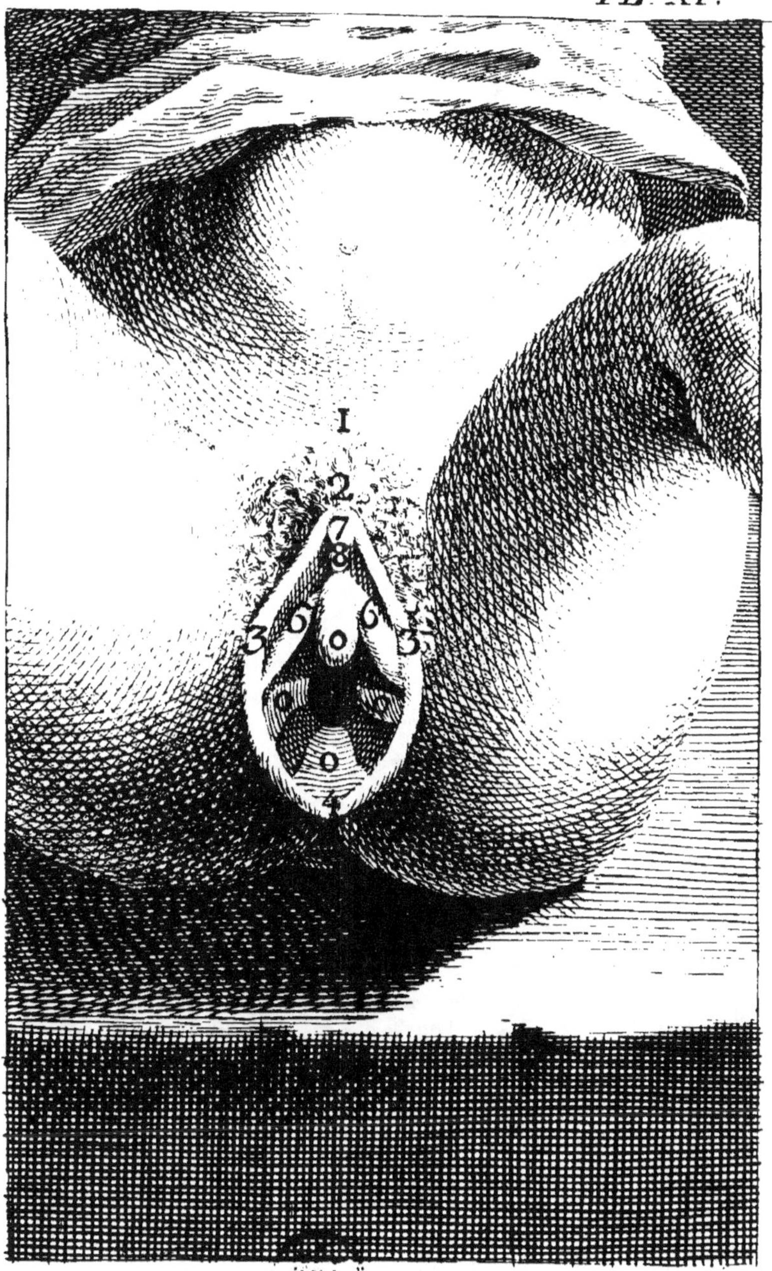

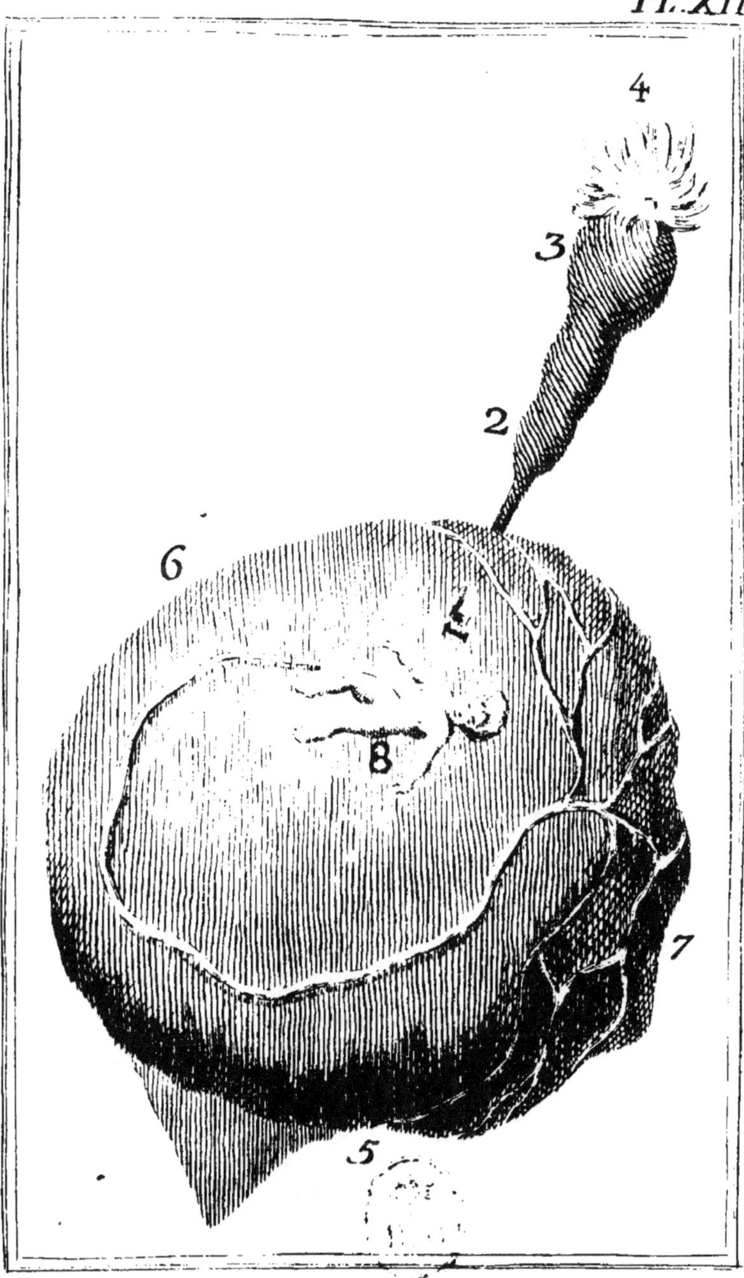

PL. XII.
4
3
2
6
1
8
7
5

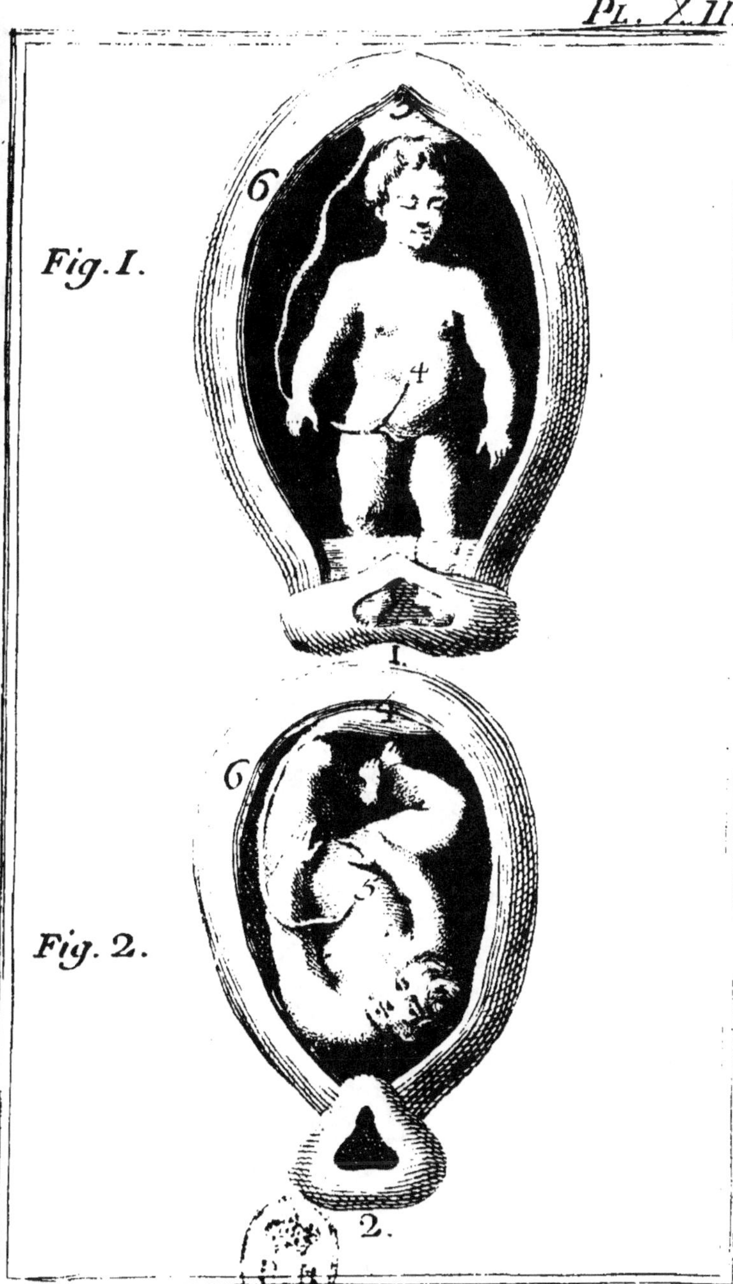

Fig. I.

Fig. 2.

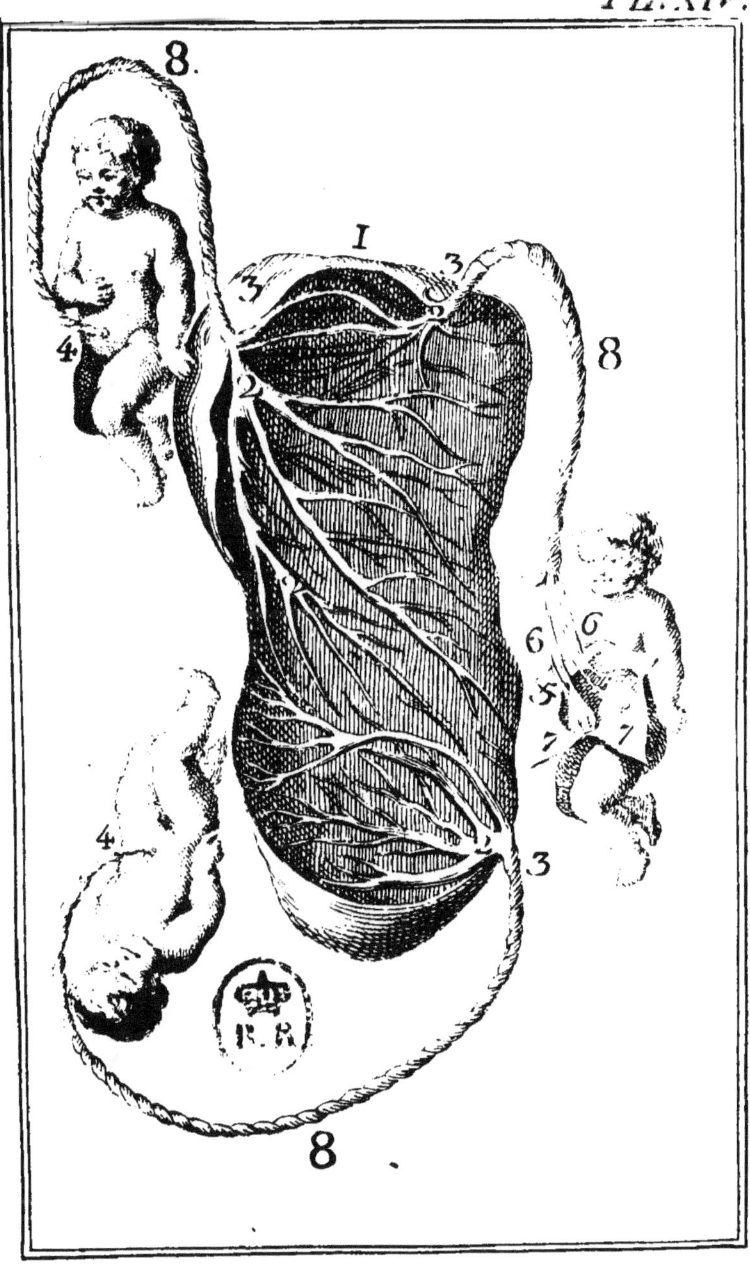
8.
I
3
3
2
8
4
2
6 6
5
3
4
8.

2

1

3

5

4

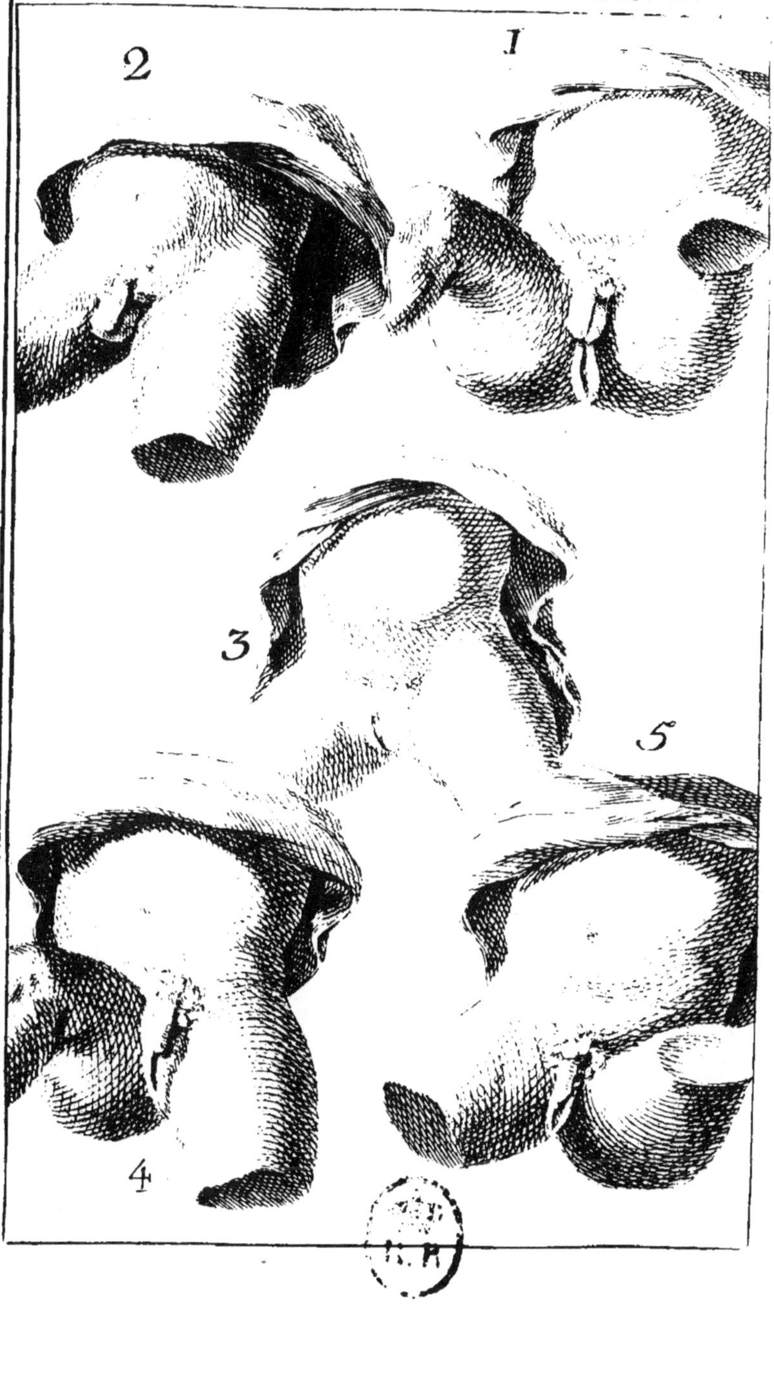